T0243643

Equilibra tu glucosa

ISMAEL GALANCHO

Equilibra tu glucosa

Mejora tu salud metabólica
y reduce grasa corporal
con rigor y ciencia

Grijalbo

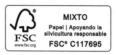
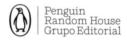

Penguin
Random House
Grupo Editorial

Primera edición: febrero de 2024

© 2024, Ismael Galancho Reina
© 2024, Penguin Random House Grupo Editorial, S. A. U.
Travessera de Gràcia, 47-49. 08021 Barcelona

Printed in Spain – Impreso en España

ISBN: 978-84-253-6682-6
Depósito legal: B-21.372-2023

Compuesto en M. I. Maquetación, S. L.

Impreso en Artes Gráficas Huertas, S. A.
Fuenlabrada (Madrid)

GR 6 6 8 2 6

ÍNDICE

Bloque 2
CUANDO ALGO NO VA BIEN

Bloque 3
BUSCANDO SOLUCIONES

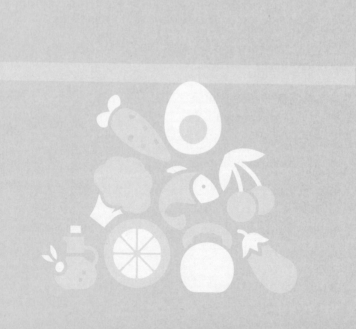

PRÓLOGO

Internet y las redes sociales han democratizado el conocimiento de áreas específicas como la nutrición o la medicina. Esto ha traído consigo grandes avances y un público general mucho más informado, pero no necesariamente mejor informado.

En pocos años hemos evolucionado a un escenario en el que la red y sus infinitas ramificaciones son la fuente de conocimiento y sabiduría de la inmensa mayoría de la población. Los potentes motores de búsqueda y la todopoderosa inteligencia artificial parecen tener todas las respuestas que necesitamos. Si hace un par de décadas debíamos rebuscar durante horas en revistas especializadas, enciclopedias online o tratados científicos, hoy conseguimos las mismas respuestas en cuestión de segundos.

Pero ¿nos paramos lo suficiente a cuestionar la veracidad o falsedad de estas respuestas?

Paradójicamente, cuanta más información tenemos sobre salud, más difícil parece ser cuidarla y protegerla. Vivimos en una pantomima digital que, mal gestionada, puede hacernos mucho daño.

Los profesionales sanitarios no queremos quedarnos atrás: en el intento de hacer llegar a la población un mensaje útil y responsable, que la empodere en materia de salud, somos muchos los que hemos dado el salto a las redes y a la creación de contenido online. Sin embargo, debido al funcionamiento de los algoritmos y al diseño intrínseco de estas tecnologías, este mensaje se puede pervertir con demasiada facilidad. Por desgracia, los dichosos algoritmos no promueven los mensajes con mayor consenso científico. No saben diferenciar entre emisores de contenido con décadas de experiencia clínica e investigadora y aquellos que todavía no han visto a su primer paciente. Dan más alcance a los mensajes distorsionados, llamativos e hiperbólicos; a todo aquello que, en definitiva, llama tu atención porque es novedoso, divertido o porque rompe patrones que dabas por ciertos.

No olvidemos que vivimos en una economía de la atención; la atención es la nueva gran piedra preciosa de nuestro tiempo, por eso las redes están inundadas de mensajes extremos que buscan a gritos llamar tu atención. Esto, unido a que las redes son un negocio con el que puedes ganarte la vida extraordinariamente bien, recibiendo gran reconocimiento profesional y económico, hace que ahí fuera haya perfiles que afirman tener verdades y respuestas para tus problemas que nadie más tiene o que cualquier abordaje diferente al suyo es erróneo o peligroso. Perfiles que fabrican ciencia con tranquilidad de conciencia y sientan cátedra con meras hipótesis no testadas. Perfiles que atacan de forma agresiva a sus compañeros porque saben que la polémica y la interacción negativa generan exposición, crecimiento y, por supuesto, mejores números.

Podrías pensar que existen métodos y barreras para protegernos de estas prácticas, pero no es así. Al contrario. Y el resultado es un público general cada vez más confundido, que emprende acciones a veces peligrosas para su salud y las extiende a sus iguales.

En el presente libro, Ismael se centra en la glucosa y su metabolismo, un tema central de mi especialidad médica, la endocrinología y la nutrición. En la última década he presenciado con gozo cómo muchísimos pacientes diabéticos se han beneficiado de avances tecnológicos que han mejorado su vida enormemente. Los monitores implantables de glucemia han permitido que personas que debían pincharse los dedos cinco o seis veces al día, para obtener glucemias capilares, monitoricen de manera fácil su glucemia desde el teléfono móvil, sin apenas tener que pincharse. Pacientes con diabetes tipo 1 han experimentado la evolución de las bombas de insulina, cada vez más precisas y eficaces, que en muchos casos posibilitan hacer una vida social, deportiva y profesional del todo normal.

Sin embargo, la medicina, la tecnología y la democratización de la salud hace tiempo que han abierto la puerta a la mercantilización de la salud dirigida a las personas que aún no tienen ningún problema de salud. Esto, por supuesto, no es negativo en sí mismo. El mejor tratamiento es el que no se necesita, y para ello es preciso actuar mucho antes de estar enfermos. El criterio científico y profesional debe imperar siempre, y la tecnología, aunque puede ayudarnos, no debe ser sino un brazo receptor y efector de la propia ciencia.

Somos muchos los profesionales de la medicina que nos esforzamos para que no tengas que ir periódicamente a la consulta médica. Con suerte, en pocos años seremos muchos más. No obstante, el negocio suele ir más rápido que la ciencia, y el ámbito de la monitorización de la glucemia es un ejemplo perfecto de ello.

Ismael lleva años ejerciendo una labor necesaria, difícil y por momentos agotadora: actuar de cortafuegos en el sinsentido que muchas veces vemos en las redes sociales. Su capacidad de análisis de la evidencia científica, su espíritu crítico, su humildad, su sencillez y su empatía lo convierten en una figura que hay que proteger a toda costa por ser cada vez más infrecuente.

Las páginas que estás a punto de leer te darán una visión más científica, certera y cercana a la realidad que el 95 % del contenido que encontrarás en las redes sobre glucemia, picos de glucosa o monitorización de la glucosa. Léelas con la mente abierta y reflexiona durante la lectura sobre los aspectos comentados en este prólogo. Sin duda, es también nuestra responsabilidad individual adquirir las habilidades necesarias para filtrar la ingente cantidad de información a la que, cada vez más, nos expondremos a diario.

La herramienta que tienes entre manos te empoderará verdaderamente en salud. Espero que la disfrutes tanto como yo lo hice.

BORJA BANDERA MERCHÁN,
médico especialista en endocrinología y nutrición;
creador de contenido digital

INTRODUCCIÓN

¿Has decidido leer este libro? Bien, entonces tengo que empezar diciéndote que no va a ser fácil que cambies de opinión. Ya sabes aquello de que una mentira repetida mil veces se convierte en verdad, y en temas de nutrición y salud eso es el pan de cada día, sobre todo desde que existen redes sociales e *influencers*. Llevamos años oyendo que los carbohidratos son malos para la salud y nos hacen engordar. Malinterpretamos cómo afectan en la salud los picos de glucosa o la función de algunas hormonas como la insulina. Confundimos lo fisiológico con lo patológico, lo que ocurre a corto plazo con lo que ocurre a largo plazo, lo que sucede en una persona sana con lo que sucede en una persona enferma. Así que, por favor, abre la mente, porque lo que vas a leer aquí romperá muchas ideas que dabas por sentadas, y es que a veces la verdad va en contra del pensamiento popular generalizado. No te pido que me leas en un acto de confianza ciega, te pido que acojas los resultados y conclusiones de los mejores investigadores en el campo de la nutrición, la fisiología y la salud, que es lo que recojo en este libro.

En el siglo XXI, la salud se ha convertido en una búsqueda constante en la vida de millones de personas de todo el mundo. Entre las muchas variables que influyen en nuestra salud y bienestar, la glucosa en sangre ha aparecido recientemente como una gran protagonista en este escenario. Pero ¿qué papel desempeña la glucosa en nuestra salud?, ¿cómo podemos tenerla controlada?, ¿cómo podemos prevenir enfermedades tan extendidas como la diabetes tipo 2?, ¿es necesario controlar los picos de glucosa después de las comidas?, ¿es el vilipendiado consumo de carbohidratos el verdadero culpable de la obesidad y la diabetes tipo 2?, ¿es la insulina la hormona que nos hace engordar y enfermar?

En las próximas páginas emprenderás un viaje que te aseguro que va a cambiar radicalmente muchos conceptos arraigados no solo en ti, sino en la cultura popular. A través de la ciencia más actualizada y accesible exploraremos cómo maneja nuestro cuerpo la glucosa, su influencia en diversos aspectos de la salud y, lo que es más importante, cómo podemos tomar el control de este delicado equilibrio para vivir una vida plena y saludable.

Es hora de arrojar luz sobre creencias erróneas y estereotipos que han rodeado durante demasiado tiempo el tema de los carbohidratos, la diabetes tipo 2, la resistencia a la insulina o los picos de glucosa en sangre. Descubriremos que, lejos de ser los villanos, los carbohidratos son una fuente estupenda de energía y nutrientes saludables, y que conocer mejor su consumo puede ser clave para prevenir y manejar de manera efectiva algunas alteraciones muy extendidas, como la resistencia a la insulina o la diabetes tipo 2, o simplemente para mantener unos niveles estables de glucosa en sangre.

Acompáñame en este viaje de descubrimiento y empoderamiento, a lo largo del cual desmontaremos las nociones preconcebidas y abrazaremos un enfoque más informado y equilibrado sobre la glucosa en sangre y la salud en general. *Equilibra tu glucosa* no solo hace alusión a la parte práctica de cómo mantener tu glucosa en sangre equilibrada, sino que sugiere la conveniencia de hacerlo de un modo alejado de extremismos y atendiendo al «equilibrio» que nos presentan los matices, matices que son la norma y no la excepción cuando hablamos de fisiología. Juntos exploraremos el camino hacia una vida más saludable, libre de estigmas innecesarios y llena de conocimiento transformador.

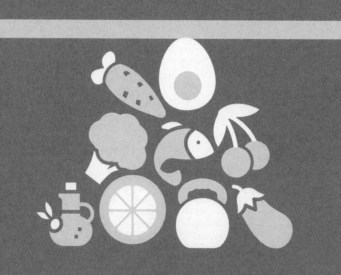

EXPLICANDO EL PROBLEMA

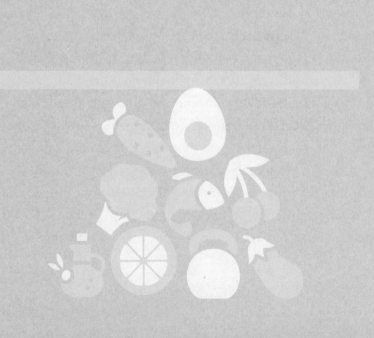

1. ASÍ ESTÁ EL PATIO

Divertido, alegre, travieso y atrevido eran algunas de las características que definían mi personalidad cuando era niño. Lo sé porque mis padres siempre me lo dicen. Me encantaba comer golosinas, como a cualquier niño pequeño. Recuerdo unos chupachups de cereza ácida con chicle dentro que me chiflaban. También las gominolas con forma de huevo frito. Por supuesto, cualquier cosa de la marca Kinder estaba entre mis preferidas.

Sin embargo, era un niño muy delgado y activo, me pasaba todo el día dando saltos, jugando y haciendo alguna que otra gamberrada. Recuerdo el día que mi amigo Sergio y yo prendimos fuego (sin querer) a la casa de mis abuelos. Por suerte nadie resultó herido. Bueno, sí que hubo heridos: yo. La somanta de palos que mi padre me dio fue épica. También recuerdo el día que nos escapamos al río a coger ranas y no regresamos a casa hasta bien entrada la noche. Nuestros padres y vecinos llevaban horas buscándonos. Nosotros aparecimos al puro estilo Huckleberry Finn, con la ropa mojada, llenos de barro y una cara de felicidad total porque teníamos varias ranas en una bolsa. Pobres ranas, lo siento mucho...

Me crie en un pueblo pequeño, de no más de cuatro mil habitantes. El día que abrieron una tienda autoservicio de golosinas fue emocionante para mis amigos y para mí. Aquello era una gran novedad. Cogías una bolsita y con unas pinzas de plástico ibas eligiendo tú mismo las golosinas que te comerías después. La dosis de azúcar que te metías en el cuerpo dependía de tu habilidad para conseguir que tus padres te diesen dinero para comprar porquerías. En esa época, el salario estándar por niño era de veinticinco pesetas, lo que viene siendo unos quince céntimos de euros. Con ese dinero tenías para unas cinco golosinas. Los domingos, con suerte y si ibas a misa a hacer el paripé de niño bueno, conseguías cien pesetas por haberte portado bien ese día. Merecía la pena aguantar una hora de misa mirando al techo de la iglesia con tal de ponerte hasta las orejas de azúcar al salir. No pienses mal de mí, solo era un niño. Los adultos hacían algo parecido cuando acudían a charlas aburridas de vendedores de enciclopedias que prometían un regalo seguro. Solo había que aguantar la tremenda chapa de una hora con la que el vendedor intentaba seducir a la audiencia para que comprara su producto. La mayoría de los adultos allí presentes se pasaban la hora mirando al techo esperando a que acabara de hablar el vendedor para recibir el regalo prometido. Creo que mi madre aún conserva la licuadora que consiguió en una de estas charlas.

No recuerdo con exactitud qué edad tendría, pero no superaba los ocho o nueve años. Mis amigos y yo estábamos frente a la tienda autoservicio de golosinas. De repente, al final de la calle aparecieron mi hermano mayor y sus amigos subidos en sus bicicletas. Eran unos pringados, pero al ser mayores que nosotros nos imponían respeto. Cuando llegaron a nuestra altura frenaron y se bajaron de las bicicletas. Nos sacaban cuatro o cinco años, así que ellos tendrían doce o trece años. Algo no muy bueno tramaban. Se acercaron a nosotros. Aún recuerdo la propuesta que nos hicieron a mis amigos y a mí. Querían usarnos para robar golosinas en la tienda. Su idea era entretener a la dependienta mientras nosotros nos metíamos golosinas en los bolsillos en lugar de depositarlas en la bolsa y pagarlas. Querían que les consiguiéramos unas cuantas gominolas gratuitas. A mis amigos y a mí, que éramos medio gilipollas y aún no teníamos esas intenciones perversas en la cabeza, nos pareció una idea cojonuda, así que procedimos. Los amigos de mi hermano entraron en la tienda y empezaron a hablar con la chica encargada del local. Poco después entramos nosotros, no sin nervios ante la fechoría que íbamos a cometer. Aprovechando la distracción de la encargada, empezamos a coger golosinas. El festín de azúcar se acercaba. Yo estaba en plena faena cuando de repente oí: «¡Eh, eh! ¡Qué haces! ¡Deja eso donde estaba!».

Era la encargada, había pillado a uno de mis amigos escondiendo una golosina en el bolsillo. Los amigos de mi hermano se hicieron los inocentes y salieron de la tienda tranquilamente. Nos dejaron solos a los pequeños. Uno a uno pasamos por el mostrador de la tienda soltando las gominolas que teníamos en los bolsillos mientras la encargada nos reprochaba violentamente nuestros actos. Pero lo peor vino cuando dijo la frase que ningún niño quiere oír cuando hace una gamberrada: «Voy a decírselo a vuestros padres». Vivíamos en un pueblo pequeño, todos nos conocíamos, así que no había escapatoria. Nuestros padres nos castigarían. Y así fue.

El lado bueno fue que el hecho de que nos pillaran evitó la sobredosis de azúcar a la que íbamos a someternos. Salimos de la tienda cabizbajos. Habíamos cargado con la culpa de una trastada ideada y planificada por otros. ¿De quién era la culpa? ¿De los amigos de mi hermano por haber engatusado a niños pequeños para cometer una fechoría ideada por ellos? ¿O nuestra por aceptar su propuesta? Al fin y al cabo, mis amigos y yo fuimos los que realizamos el acto en sí mismo, y las pruebas estaban en nuestros bolsillos.

A los carbohidratos les pasa como nos pasó a nosotros: han cargado siempre con toda la culpa. Es habitual leer u oír que «los carbohidratos engordan y nos hacen enfermar». Pero dicha afirmación no es correcta, al menos no del todo. Esto no significa que no tengan parte de culpa, pero solo son cómplices del crimen en un contexto determinado. Mis amigos y yo, aunque fuimos cabezas de turco de los chicos más mayores, también tuvimos parte de la responsabilidad. Al fin y al cabo, aunque éramos solo unos niños, accedimos a cometer y ejecutar la fechoría. Pues algo parecido ocurre con los carbohidratos, la glucosa o la insulina. No son los jefes de la banda criminal, simplemente son unos secuaces que cargan con la culpa de todo.

BUSCANDO AL CULPABLE: CARBOHIDRATOS, GLUCOSA E INSULINA

Culpamos a los carbohidratos, la glucosa o la insulina de ser responsables de que engordemos y enfermemos. Sin embargo, ¿podemos atribuir a un macronutriente (carbohidratos), a una molécula (glucosa) o a una hormona (insulina) problemas que son multifactoriales y complejos, como la obesidad o las enfermedades metabólicas típicas de la sociedad actual (diabetes tipo 2, enfermedades cardiovasculares o incluso el cáncer)?

Los carbohidratos, la glucosa y la insulina han cargado con toda la culpa, pero la realidad es que solo son la punta del iceberg. Algo parecido a lo que nos ocurrió a mis amigos y a mí en la tienda de gominolas. Empecemos por el principio.

¿CUÁNDO COMENZÓ TODO?

En los años sesenta, dos importantes fisiólogos defendían hipótesis causales divergentes sobre el origen de las enfermedades cardiovasculares: por un lado estaba John Yudkin, un nutricionista británico que identificó a los azúcares como el agente primario causante de las enfermedades cardiovasculares; por otro lado estaba Ancel Keys, que acusaba a la grasa dietética, la grasa saturada y el colesterol dietético. Sin embargo, en la década de los ochenta pocos científicos creían que los azúcares añadidos pudiesen ejercer un papel importante en las enfermedades cardiovasculares, y las primeras directrices dietéticas en esa época y durante las cuatro décadas posteriores se centraron en reducir la grasa total, la grasa saturada y el colesterol dietético para prevenir las enfermedades del corazón.

A partir de finales de los años ochenta hubo un incremento acelerado de la prevalencia de la diabetes tipo 2. Esta enfermedad, de la que más adelante hablaré, consiste principalmente en una pobre o nula gestión del azúcar en sangre. Por lo tanto, quienes la padecen son personas que tienen poca tolerancia a la ingesta de carbohidratos, origen más frecuente del aumento de glucosa en sangre. Aquí surge uno de los principales equívocos en lo que se refiere a la ingesta de carbohidratos y esta patología. Es común extrapolar sucesos de personas con enfermedades ya instauradas a contextos de sujetos sanos. Es habitual también confundir lo que debe ser una intervención nutricional para revertir o mejorar una enfermedad con la causa que llevó a dicha enfermedad. Un ejemplo serían las personas sanas que dejan de comer gluten porque creen que comerlo les generará celiaquía o problemas de salud, lo cual no es cierto. Es cuando ya se tienen esos problemas de salud instaurados cuando se debe dejar de comer gluten, pero esto no significa que el gluten en sí mismo sea el elemento que ha provocado la enfermedad. Esta situación se conoce como «causalidad inversa».

Algo similar ocurre con la ingesta de carbohidratos y la diabetes tipo 2. Que los sujetos que ya tienen diagnosticada diabetes tipo 2 sean poco tolerantes a los carbohidratos y que, por ello, se vean favorecidos si los reducen en su dieta no quiere decir que este macronutriente (los carbohidratos) haya sido el causante de su patología. Entonces ¿qué provoca la diabetes tipo 2? No te apresures, más adelante llegaremos a ese punto y entenderás perfectamente por qué aparece. Sigamos.

En 1992, el cardiólogo Robert Atkins escribió un libro que fue un éxito mundial de ventas. En su libro, Atkins proponía, para combatir la obesidad y las enfermedades típicas del siglo XXI, eliminar los carbohidratos de la dieta y basar la alimentación en proteínas y grasas. Planteaba un cambio de paradigma, puesto que hasta esa fecha las grasas, sobre todo las saturadas, eran consideradas las grandes culpables del sobrepeso y las enfermedades metabólicas, como, por ejemplo, las enfermedades cardiovasculares. Comenzó así una campaña en contra de los carbohidratos, se promovió su demonización en todos los medios y se alentó a reducir su consumo.

Años más tarde, concretamente en 2004, se puso de nuevo el azúcar en el punto de mira. Fue cuando el doctor George Bray, un eminente investigador sobre la obesidad, publicó un estudio (de dudosa calidad, todo hay que decirlo) en el que presentaba un aumento paralelo del sobrepeso y la obesidad y la ingesta de azúcares (Bray *et al.*, 2004). El estudio del doctor Bray despertó un interés enorme e inició un nuevo debate sobre el azúcar que ha continuado ferozmente hasta la actualidad.

Y así llegamos al día de hoy, en que gran parte de la población sigue considerando a los carbohidratos los culpables de hacernos engordar o enfermar. Tanto es así que no solo los carbohidratos se han convertido en el enemigo número uno a la hora de alimentarnos, sino que sus consecuencias metabólicas —es decir, el aumento del azúcar en sangre tras comerlos y la consecuente liberación de la hormona insulina— han pasado a ser el centro de atención cuando se habla de la salud de la población. Hace unos años se acuñó el término «carbofobia» para hacer referencia al miedo irracional que produce la ingesta de este macronutriente. Son cientos los pacientes que me llegan a la consulta con carbofobia o que me escriben sobre esta cuestión en las redes sociales.

- «Me sigue dando miedo comer fruta de postre porque me dijeron que era malo» (Claudia, paciente con obesidad).

- «Después de tres horas entrenando triatlón llego a casa y me como una zanahoria para recuperar» (Cristina, competidora de triatlón con problemas de salud por baja ingesta de calorías y carbohidratos).

- «Me da pánico comer cualquier alimento que tenga carbohidratos a partir de las tres de la tarde porque pienso que me va a hacer engordar» (Julián, paciente con sobrepeso).

- «Creo que consumo suficientes carbohidratos» (paciente anónimo que cuando le pedí fotos de sus comidas para ver qué consideraba él «suficientes carbohidratos» me mostró platos con literalmente seis o siete macarrones para acompañar un filete de carne con brócoli).

- «No puedo comer ningún alimento que tenga carbohidratos sin tomar antes un chupito de vinagre o comerlos junto a grasas porque me da miedo que se eleve la glucosa en sangre» (Ángel, paciente deportista sano).

Por mi consulta han pasado muchos deportistas de todos los niveles, tanto *amateurs* como de élite, algunos de los cuales sufrían de carbofobia pese a quemar una cantidad extraordinariamente elevada de calorías. A fin de cuentas, los deportistas no son ajenos a las modas o los mitos nutricionales que circulan por internet. De hecho, les he tenido que corregir grandes déficits nutricionales y serios problemas de salud derivados del miedo a consumir carbohidratos. Disminución del rendimiento, lesiones, pérdida de la libido, dificultades de erección en hombres, amenorrea en mujeres, problemas óseos, caída del pelo, insomnio, infecciones recurrentes por inmunosupresión o fatiga crónica, entre otros. Todo por miedo a consumir carbohidratos pensando en que engordan o provocan enfermedades. Sin embargo, la buena noticia es que este caos se revierte rápidamente cuando se toman carbohidratos de nuevo. De hecho, los deportistas de élite pueden y deben consumir grandes cantidades de carbohidratos para rendir al cien por cien y para mantener una buena salud.

En la actualidad existe un miedo atroz a comer alimentos ricos en carbohidratos. Personas sanas sin ninguna patología se obsesionan con sus niveles de azúcar en sangre. Se ha extendido la creencia errónea de que cualquier elevación del nivel de glucosa en sangre después de comer es perjudicial para la salud y nos hace engordar. Hemos demonizado a la insulina. Sí, se acusa a esta hormona que se inyectan los diabéticos de perjudicar la salud y provocar aumento de peso. Pero ¿qué hay de verdad y qué hay de mentira en todo esto?

Tener un alto nivel de glucosa en sangre (también conocida como «azúcar en sangre»), tanto en ayunas como después de comer, indica problemas de salud. La evidencia científica es rotunda ante esto. No hay dudas. Sin embargo, somos simplistas a la hora de determinar las causas o de interpretar los niveles que realmente representen un problema. Lo normal es culpar a la ingesta de carbohidratos y azúcar. Eso es lo que hacemos todos. Claro, a fin de cuentas, son los carbohidratos sobre todo los que hacen subir la glucosa en sangre y estimular la insulina.

> Ingesta de carbohidratos → elevación de la glucosa
> en sangre → elevación de la insulina

Los carbohidratos han cargado con toda la culpa, de un modo injusto, de cualquier afección relacionada con la glucosa, la resistencia a la insulina o la diabetes. El problema real es mucho mayor, y los verdaderos responsables, o los más relevantes, son otros factores. Voy a explicar un poco el porqué.

¿QUÉ OCURRE SI SE ELEVA LA GLUCOSA EN SANGRE?

Como respuesta a la glucosa en sangre elevada, el páncreas va a secretar mucha insulina, y un exceso de insulina no es recomendable. Más glucosa conlleva más insulina. Mantenido en el tiempo, esto puede hacernos enfermar o engordar. Por lo tanto, es lógico que pienses que cuanta menos glucosa e insulina en sangre tengas, mejor, ¿no? En definitiva, ambas son perjudiciales y causan estragos en la salud y en la composición corporal, ¿verdad?

¿Y qué eleva la glucosa y la insulina en sangre? Si has leído algo sobre nutrición, seguramente ya tengas la respuesta en tu cabeza: los alimentos ricos en carbohidratos y el azúcar. Así pues, puedes llegar a deducir que lo ideal es reducir o eliminar todo alimento rico en carbohidratos, como, por ejemplo, los cereales, los tubérculos, las legumbres o las frutas. También eliminar todo aquello que contenga azúcar, como la miel, los dátiles, el azúcar blanco, etcétera. Y listo, asunto resuelto. Hasta aquí el libro *Equilibra tu glucosa*. Puedes seguirme en las redes sociales si quieres más consejos. ¡Hasta luego!

Eh, eh, espera... No tan rápido, Ismael. ¿Ya está? ¿Así de simple? ¿La causa de que engordemos o enfermemos son los carbohidratos y el azúcar? ¿La glucosa y la insulina en sangre están en el organismo con la única misión de hacernos daño? Si es así, ¿qué sentido tendría haber evolucionado como especie con elementos en nuestro organismo cuya única misión sea jodernos la vida? ¿Son los carbohidratos, el azúcar, la glucosa en sangre y la insulina tan perjudiciales como nos cuentan? ¿O simplemente son los cabezas de turco que han asumido la responsabilidad para desviar la atención de los verdaderos culpables al igual que nos pasó a mis amigos y a mí cuando nos ordenaron robar golosinas?

Ahora mismo quizá no entiendas exactamente lo que te estoy contando, pero te aseguro que cuando termines de leer este libro lo comprenderás a la perfección. Sin embargo, a la luz de lo expuesto hasta ahora, cualquier persona puede establecer la siguiente asociación:

Ingesta de carbohidratos → elevación de la glucosa en sangre → elevación de la insulina → acumulación de grasa → diabetes tipo 2

Esto es lo que yo llamo **fisiología lineal de asociación**. Al contrario de lo que a veces se piensa, debemos tener presente que la fisiología humana no es lineal. Es compleja, multifactorial y global. Todo aquello que ocurre en el organismo involucra a muchos sistemas, órganos, tejidos o células. Mi compañero Walter Suárez hace años la llamaba «fisiología 3D».

Por otro lado, con la palabra «asociación» hago referencia a que una correlación no implica causalidad. Me explico. En la vida cotidiana y, en especial, en todo lo que afecta a la salud, hay muchas situaciones que pueden hacer creer equivocadamente que una simple asociación de dos sucesos es una asociación de causa-efecto. Sin embargo, que dos sucesos o fenómenos estén relacionados entre sí no significa que uno sea la causa del otro. Veamos dos ejemplos:

- El gallo canta poco antes del amanecer. Aun así, el canto del gallo no es la causa de que salga el sol.
- No es la primera vez que terminas de lavar el coche y se pone a llover. Con todo, que laves el coche no es lo que provoca la lluvia.

Veamos ahora un ejemplo relacionado con el tema de este libro:

- Como has leído o te han dicho que los carbohidratos engordan, has decidido eliminarlos de tu dieta para bajar de peso. Tras un tiempo sin tomar carbohidratos, subes a la báscula y ahí está: has perdido tres kilos. En ese momento lo tienes claro, los culpables de que engordes son los carbohidratos. Sin embargo, el motivo real por el que has bajado de peso es porque, al dejar de comer carbohidratos, de manera indirecta has ingerido menos calorías diarias que antes. Lo que te ha hecho perder peso es la reducción calórica, no la eliminación de los carbohidratos en sí misma. Como ves, hay una correlación, pero no tiene por qué haber una causalidad directa.

Somos muy habilidosos para establecer conexiones simplistas, sobre todo cuando hablamos de salud, y es muy común caer en este tipo de errores. Ahora volvamos al supuesto inicial:

Ingesta de carbohidratos → elevación de la glucosa en sangre → elevación de la insulina → acumulación de grasa → diabetes tipo 2

Es un ejemplo de asociación lineal fisiológica que nos lleva a concluir que los carbohidratos son los culpables de que engordemos o de que suframos diabetes. Pero en ella ¿existe causalidad o solo una correlación? Si hay una causalidad directa e independiente, ¿por qué los deportistas consumen cantidades ingentes de carbohidratos y azúcares y no tienen sobrepeso, resistencia a la insulina o diabetes tipo 2? ¿Por qué los miembros de algunas tribus ancestrales, como los kitavas, los hadzas, los tsimanes o los bambuti, consumen grandes cantidades de carbohidratos y azúcares pero se mantienen delgados y perfectamente saludables? ¿Por qué tantos estudios muestran que sujetos con obesidad o diabetes tipo 2 cuando se someten a un déficit calórico pierden peso o consiguen revertir la diabetes pese a seguir una dieta moderada o alta en carbohidratos?

En este libro entenderás por qué se han malinterpretado tanto las cuestiones relacionadas con los carbohidratos, el azúcar, la glucosa en sangre o la insulina. Verás cuáles son los errores que más a menudo cometemos en este sentido, que incluso en algunos casos pueden perjudicar la salud en lugar de mejorarla. Te ayudaré a controlar tus niveles de glucosa en sangre para que goces de una salud plena toda tu vida y te alejes de las enfermedades. Aprenderás cuáles son las causas reales de alteraciones metabólicas tan comunes hoy en día como la resistencia a la insulina, la obesidad o la diabetes tipo 2, y por qué estas están relacionadas con patologías como el cáncer, las enfermedades cardiovasculares o las enfermedades autoinmunes, entre otras. Y lo más importante es que te daré herramientas prácticas para que te mantengas lo más alejado posible de ellas.

Pero empecemos por el principio. Tanto hablar de carbohidratos, glucosa, insulina y diabetes y quizá ni siquiera sabes qué carajo son estas cosas. Quizá ahora mismo estás un poco aturullado porque no entiendes bien estos conceptos. No te preocupes, además, muchos divulgadores e *influencers*, e incluso algunos profesionales que hablan de estas cosas, tampoco lo tienen muy claro. Así que voy a explicártelo de la manera más sencilla que pueda. Mi idea es que todo el mundo lo entienda, de modo que intentaré alejarme de explicaciones excesivamente complejas, cosa que no es fácil. Vamos con ello.

LOS MALOS DE LA PELÍCULA

Después de muchos años dedicado a la nutrición y a la salud, tras haber recibido miles de pacientes en mi consulta, participado en cientos de congresos en diferentes países y haberme dedicado durante años a la divulgación en las redes sociales, tengo claro que el alarmismo atrae y, a menudo, por desgracia vende. Culpar a factores aislados de problemas multifactoriales es un error, pero genera cierta seguridad. Identificar a los responsables de los problemas, en este caso de salud, elimina una incertidumbre que nos genera ansiedad y, además, nos empodera. Es sencillo: si sabes exactamente qué es aquello que te hace engordar o enfermar, lo eliminas de tu vida y solucionas el asunto. Lo malo es que se trata de una falsa sensación de seguridad, ya que estos factores aislados, en sí mismos, no son el problema.

Pensamos que los carbohidratos, la glucosa o incluso la insulina nos hacen ganar peso y nos provocan patologías graves como la obesidad, las enfermedades cardiovasculares o la diabetes tipo 2. Sin embargo, ¿de verdad son tan perjudiciales como nos cuentan? ¿La glucosa y la insulina en sangre están en nuestro organismo con el único objetivo de hacernos daño?

El problema real son las alteraciones o el mal funcionamiento de la glucosa o la insulina, y precisamente esto se produce por causas distintas a las que creemos. A lo largo del libro verás que estos protagonistas, los carbohidratos, la glucosa o la insulina, no son, por sí solos, quienes perjudican tu salud. Es más, sin ellos no podríamos vivir. Por eso a continuación te los presentaré uno a uno. Empecemos por los carbohidratos.

2. LOS CARBOHIDRATOS Y EL AZÚCAR

Desde hace décadas oímos decir cosas como que «comer carbohidratos engorda y perjudica la salud», que «los carbohidratos se transforman en grasa» o que «comer carbohidratos después de las seis de la tarde engorda». Pero ¿es cierto todo eso? ¿Son tan malos los carbohidratos como nos hacen creer? ¿De verdad engordan?

Estas afirmaciones tan tajantes son falsas. Culpar a un nutriente concreto, en este caso, un macronutriente, de algo tan complejo y multifactorial como es la obesidad o las enfermedades metabólicas resulta cuando menos ridículo. Vamos a ver primero qué son exactamente los carbohidratos y los azúcares para entenderlos un poco mejor.

QUÉ SON LOS CARBOHIDRATOS

Podemos clasificar los nutrientes según la cantidad en la que los requerimos. Se dividen entonces, en macronutrientes (aquellos que necesitamos en gran cantidad diariamente) y micronutrientes (aquellos que nos hacen falta en poca cantidad). Los macronutrientes aportan energía, es decir, tienen calorías. Básicamente son tres: carbohidratos, proteínas y grasas. Los micronutrientes no aportan energía (calorías), pero son importantes para múltiples funciones en el organismo y, por lo tanto, son esenciales para tener una buena salud. Los micronutrientes son las vitaminas y los minerales que consumimos en la dieta.

En cuanto a los macronutrientes, aquí nos centraremos en los carbohidratos, pues son el macronutriente que más eleva la glucosa en sangre y, por consiguiente, la insulina. Más adelante veremos que no son el único macronutriente capaz de ello. De hecho, las proteínas, e incluso las grasas, también lo hacen. Pero sigamos explicando qué son los carbohidratos.

Los carbohidratos son estructuras químicas. Pueden ser simples, cuando van solas, o complejas, cuando se juntan entre ellas. Voy a explicarlos yendo desde las estructuras de carbohidratos más simples a las más complejas.

Monosacáridos. Imagínate que los carbohidratos son piezas de LEGO, y que hay piezas de varias formas y colores. Cada una de estas piezas es una unidad básica. Glucosa, fructosa o galactosa son las más comunes. A estos carbohidratos los llamamos azúcares simples o monosacáridos («mono» significa «uno», y hace referencia a que dichos azúcares están formados por una sola molécula; «sacáridos» significa «azúcar»).

Encontramos estos azúcares simples, es decir, glucosa, fructosa y galactosa, en alimentos como la fruta, la miel, los dátiles o las pasas. Cuando comemos alimentos ricos en azúcares simples, el organismo puede absorberlos en el torrente sanguíneo

MONOSACÁRIDOS

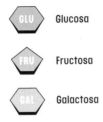

GLU — Glucosa

FRU — Fructosa

GAL — Galactosa

Figura 1: Algunos de los monosacáridos más importantes en nuestra dieta.

sin necesidad de digestión. Todos los carbohidratos, para ser digeridos, deben descomponerse en monosacáridos. Por este motivo, los monosacáridos ingeridos tal cual, como no necesitan digerirse, se absorben muy rápidamente.

La **GALACTOSA** es un monosacárido que se encuentra sobre todo como parte de la lactosa de la leche. La lactosa es un disacárido, es decir, que está formado por dos moléculas unidas entre sí: glucosa y galactosa.

Veamos qué son exactamente los disacáridos.

 La lactosa es el azúcar de los lácteos. Algunas personas tienen problemas de intolerancia a la lactosa. Esto se debe a que no secretan lactasa, que es la enzima encargada de digerir este disacárido. La lactosa está compuesta por glucosa y galactosa. Si no tenemos lactasa en el organismo no podremos romper la lactosa en glucosa + galactosa para digerirla. La leche sin lactosa no es leche a la que le quitan este disacárido. Lo que se hace es añadir la enzima lactasa a la leche para que la lactosa ya esté predigerida antes de consumirla. Así pues, la leche sin lactosa contiene glucosa y galactosa libres. Por este motivo, la leche sin lactosa es más dulce que la leche normal.

Disacáridos. Los azúcares simples también pueden combinarse para formar carbohidratos más complejos. Como las piezas de LEGO, se unen encajándose unas con otras. Por ejemplo, una molécula de glucosa y una molécula de fructosa unidas forman sacarosa, comúnmente llamada «azúcar de mesa». Debido a que estas moléculas de carbohidratos están compuestas por dos azúcares simples, las llamamos «disacáridos» («di» significa «dos», por lo que un disacárido es un carbohidrato hecho con dos moléculas de azúcar simple).

DISACÁRIDOS

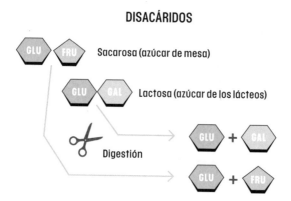

Figura 2: Los disacáridos como la sacarosa (azúcar blanco) o la lactosa son digeridos y degradados a monosacáridos para que el intestino pueda absorberlos.

Cuando comemos un disacárido, el cuerpo necesita digerirlo para que los azúcares simples puedan ser absorbidos por el organismo. Las enzimas que se encargan de descomponer las uniones de carbohidratos rompiendo los enlaces que los unen se llaman «amilasas».

Polisacáridos y oligosacáridos. Por último, tenemos los carbohidratos más grandes y complejos, que contienen muchas moléculas de azúcares simples. ¿Qué sucede si unimos muchas piezas de LEGO? Podemos formar estructuras más complejas. De hecho, podemos formar estructuras tan complejas como queramos. Podemos hacer naves espaciales, casas, automóviles o cualquier cosa que se nos ocurra. Las estructuras complejas de carbohidratos se llaman «polisacáridos» («poli» significa «muchos»). Por lo tanto, los polisacáridos son moléculas grandes que contienen muchas moléculas de azúcares simples unidas.

El almidón es un ejemplo de polisacárido. Es muy común en nuestra dieta porque lo encontramos en vegetales como las patatas, la yuca o la calabaza, y también en cereales como el trigo, el arroz o el maíz. Está formado por una cadena de muchas moléculas de glucosa. La cadena puede ser lineal o ramificada. En el almidón, las moléculas de glucosa están conectadas de tal manera que las enzimas digestivas humanas pueden cortar los lazos que las unen para ser digeridas. Es decir, cuando comemos trigo, arroz o patatas, el almidón se descompone en moléculas de glucosa individuales en el tracto gastrointestinal, y luego las absorbe el torrente sanguíneo.

Otro polisacárido importante es el glucógeno. El glucógeno es similar a algunos almidones. Lo forma una cadena alta-

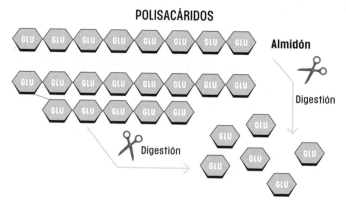

Figura 3: Los polisacáridos están compuestos por multitud de monosacáridos juntos. Para que el intestino pueda absorberlos, se descomponen en nuestro interior.

mente ramificada de moléculas de glucosa, pero se encuentra dentro de las células humanas o animales y se usa para almacenar glucosa. Del glucógeno hablaremos más adelante porque desempeña un papel muy importante en nuestra salud.

Dentro de este grupo están también los oligosacáridos («oligo» significa «poco»). Son estructuras de carbohidratos que contienen más de tres monosacáridos, pero no superan los quince o veinte. Por su pequeño tamaño no llegan a ser polisacáridos. Algunos ejemplos de oligosacáridos son la oligofructosa o la inulina, que se encuentran en alimentos como las cebollas, los puerros y el trigo.

En general, los humanos carecemos de enzimas para digerir estos oligosacáridos, por eso se considera que son fibra.

Las legumbres, por ejemplo, contienen oligosacáridos, como la rafinosa o la estaquiosa, que, al no poder digerirlos adecuadamente, son los responsables de que tengamos tantos gases cuando comemos garbanzos, lentejas o alubias. Esto no significa, sin embargo, que sean perjudiciales.

Circula por las redes sociales la idea de que las legumbres no son aptas para el consumo humano y de que son dañinas por el hecho de contener compuestos que no se digieren y causan gases y flatulencias. Es un argumento falso. La fibra presente en otros alimentos, que tantos beneficios nos aporta, tampoco se digiere y precisamente por este motivo reduce la glucosa en sangre después de comer.

A modo de resumen, podemos decir que existen dos grandes grupos de carbohidratos: los carbohidratos simples (azúcares) y los carbohidratos complejos.

- Los **carbohidratos simples** son aquellos formados por una sola molécula. Por ejemplo, la glucosa, la fructosa o la galactosa. También consideramos carbohidratos simples aquellos formados por la unión de dos moléculas, como el azúcar blanco de mesa (sacarosa), que está constituido por la unión de una molécula de glucosa y otra de fructosa, o la lactosa, que es la suma de glucosa y galactosa. Aunque la sacarosa es la que se ha llevado el nombre popular de «azúcar» o «azúcar blanco de mesa», en realidad, todos los carbohidratos simples son azúcares.
- Los **carbohidratos complejos** están formados por oligosacáridos y polisacáridos. Los oligosacáridos son los carbohidratos formados por entre tres y veinte moléculas. Los polisacáridos son los que contienen más de quince moléculas. Ejemplos de estos últimos son el almidón o el glucógeno. En la siguiente imagen lo verás más claro.

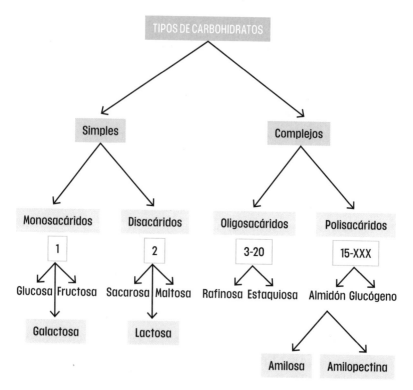

Figura 4: Tipos de carbohidratos en función del número de moléculas que lo conformen.

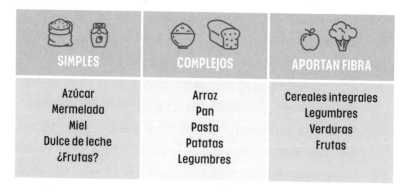

Figura 5: Alimentos ricos en carbohidratos y clasificados como carbohidratos predominantemente «simples» o predominantemente «complejos».

Dentro de los carbohidratos simples podemos incluir alimentos como el azúcar blanco, la miel, las mermeladas, los dátiles, las frutas, etcétera.

Dentro de los carbohidratos complejos podemos incluir alimentos como la patata, el arroz, los cereales, las legumbres, el pan, el boniato, etcétera.

¿LOS CARBOHIDRATOS ENGORDAN?

Como hemos visto, en la actualidad predomina la idea de que los carbohidratos son alimentos que nos hacen engordar. Sin embargo, esta afirmación no es correcta.

Me explico: el problema no son los carbohidratos en sí, sino la nefasta dieta que llevamos en general hoy en día, con gran cantidad de ultraprocesados y comida basura, combinada con un estilo de vida sedentario. Si a eso le añadimos que sufrimos de estrés crónico, dormimos poco, tomamos demasiado alcohol y tenemos problemas de salud mental, creamos las condiciones ideales para que aparezcan los problemas de sobrepeso, la obesidad y las patologías metabólicas.

¿LOS CARBOHIDRATOS SE CONVIERTEN EN GRASA?

Cuando comemos alimentos ricos en carbohidratos, dentro del organismo estos se transforman preferentemente en glucosa. Dicha glucosa se puede usar como fuente de energía en ese mismo momento, es decir, se puede quemar, o se puede almacenar en forma de glucógeno para utilizarla más adelante. Sin embargo, parte de esta glucosa a veces se convierte en grasa en un proceso que llamamos «lipogénesis *de novo*», que significa algo así como «crear grasa a partir de otras moléculas». De modo que sí, es cierto que los carbohidratos se convierten en glucosa y esta glucosa puede transformarse en grasa. Cualquiera que lea esto en un medio de comunicación o en las redes sociales establecerá directamente una relación lineal simplista como las que hemos visto antes. En este caso es probable que piense lo siguiente:

Ingesta de carbohidratos → elevación de la glucosa → conversión en grasas (lipogénesis *de novo*) → acumulación de grasa → sobrepeso

---

Y una vez más estará equivocado y culpará directamente a los carbohidratos del sobrepeso. Vamos a ver por qué la cosa no funciona de este modo.

1. *Balance calórico general.* En primer lugar, lo que determina que acumulemos o no reservas de grasas, es decir, que engordemos o no, es la cantidad total de calorías de la dieta que comemos, independientemente de que procedan de carbohidratos, proteínas o grasas. Si ingerimos más calorías de las que gastamos de manera sostenida en el tiempo, acumularemos el exceso de energía en forma de grasa. Si, por el contrario, comemos menos de lo que gastamos de manera sostenida en el tiempo, perderemos peso. Por lo tanto, por muchos carbohidratos que ingieras, si el total calórico de tu dieta no sobrepasa constantemente el gasto calórico, jamás engordarás.

Es más, si de manera sostenida en el tiempo comes menos calorías de las que gastas, aunque la dieta sea alta en carbohidratos, perderás peso (Lean *et al.*, 2018). Es fácil de entender: igual que te resulta imposible ahorrar si gastas más de lo que ingresas, tampoco almacenarás grasa si consumes más calorías de las que comes, al margen de si esas calorías provienen de carbohidratos, proteínas o grasas. De ahí la importancia de la actividad física.

ESTATUS ENERGÉTICO	BALANCE	SIGNIFICADO	EFECTO A LARGO PLAZO
Balance energético negativo	Déficit calórico	Comer menos de lo que se gasta	Perder peso
Balance energético neutro	Eucalórico o normocalórico	Comer una cantidad similar a la que se gasta	Mantener peso
Balance energético positivo	Superávit calórico	Comer más de lo que se gasta	Subir de peso

Figura 6: La ingesta y el gasto calórico determinan el balance energético. Si comemos más de lo que gastamos de forma crónica subiremos de peso, y viceversa.

Si necesitas más información sobre por qué engordamos o cómo debemos perder peso, te recomiendo mi libro *Quema tu dieta*.

2. *Cantidad de carbohidratos que comemos.* Por otro lado, el hecho fisiológico de que parte de la glucosa pueda convertirse en grasa en el organismo no establece en qué cantidad lo hace. Me refiero a que, aunque comamos muchos carbohidratos y parte de ellos se transformen en grasa, lo más normal es que esa conversión sea mínima. Como vemos en el gráfico siguiente (Minehira *et al.*, 2003), si comes bastantes carbohidratos pero mantienes un balance energético neutro, la conversión de glucosa en grasa será de un insignificante 4 %, y si comes más de lo que gastas, es decir, tu balance energético es positivo, solo un 13 % de esos carbohidratos totales que has comido se convertirán en grasa.

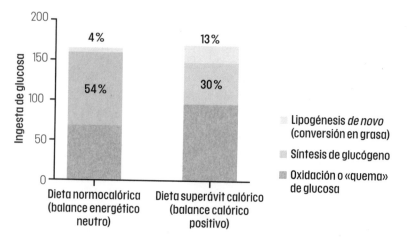

Figura 7: La conversión de glucosa a grasas es mínima en una dieta normocalórica, y muy baja en una dieta hipercalórica.

Pero eso no es todo. Además de que la conversión de glucosa en grasa es relativamente baja, debemos saber también que parte de esa grasa fabricada a partir de glucosa no tiene por qué almacenarse en las reservas del organismo, no tiene por qué hacernos engordar. Cierta cantidad de esta grasa cumplirá funciones dentro del organismo, es decir, será usada y no necesariamente almacenada. Para que la grasa formada a partir de la glucosa se deposite en la barriga, las caderas o en cualquier parte del cuerpo se requiere un consumo exagerado y diario de carbohidratos. ¿Cuánta grasa podemos acumular si comemos muchos carbohidratos durante varios días seguidos? Veamos qué dicen los estudios científicos. Uno de ellos (Acheson *et al.*, 1988) consistió en que varios sujetos deportistas comieran durante una semana 870 gramos al día de carbohidratos, es decir, el equivalente a 1,5 kilos de avena, 5 kilos de patatas o 2,3 kilos de pan (una barbaridad). El primer día no ganaron nada de grasa. Al cabo de una semana comiendo esta desorbitada cantidad de carbohidratos, los sujetos solo habían ganado un kilo de grasa. ¡Un kilo de grasa después de haber estado una semana ingiriendo carbohidratos de forma exagerada! Los sujetos del estudio eran deportistas, lo cual nos lleva al tercer punto, el ejercicio físico.

3. *Ejercicio físico.* Los carbohidratos (la glucosa) se almacenan en el organismo, sobre todo en los músculos. Los músculos son capaces de almacenar hasta el 80 % de toda la glucosa que hay en el cuerpo. Sin embargo, no son los únicos almacenes de glucosa, pues esta también puede depositarse en el hígado. Si los músculos y el hígado están llenos, la glucosa que sobra se puede convertir en grasa y almacenarse como tal. Por lo tanto, los carbohidratos se convertirán en grasa solo si no hay espacio suficiente en los músculos y el hígado para guardar glucosa. Por ello nos interesa que la glucosa se use como fuente de energía o se almacene en forma de glucógeno dentro de los músculos y del hígado. Si somos sedentarios o físicamente inactivos, no vaciaremos las reservas de glucosa de los músculos y el hígado.

Por el contrario, la actividad física requiere utilizar los carbohidratos ingeridos y parte de la glucosa almacenada en los músculos como fuente de energía. Las reservas de glucosa se irán gastando y, por lo tanto, la ingesta de carbohidratos se consumirá como energía o se almacenará en los músculos en forma de glucógeno, por lo que no se convertirá en grasa de manera significativa. Por este motivo, la ingesta de calorías y carbohidratos a través de la dieta debe ser acorde con la actividad física del sujeto. El problema surge cuando dicha ingesta es demasiado alta para la actividad física y el ejercicio que se realiza.

> El problema no son los carbohidratos en sí mismos, sino la cantidad en que los ingerimos según nuestro estilo de vida y el total de calorías (incluidas las de proteínas y grasas) de nuestra dieta.

Para que te hagas una idea, piensa que los atletas keniatas mantienen una dieta compuesta en casi un 80 % por carbohidratos (Christensen *et al.*, 2002; Onywera *et al.*, 2004): comen arroz, maíz, frijoles y azúcar por un tubo. Sin embargo, como sabes, tienen un físico delgado y magro. Los ciclistas del Tour de Francia consumen una media de 13 gramos de carbohidratos al día por kilo de peso corporal. Esto, para una persona de 70 kilos, equivale a más de 900 gramos al día de carbohidratos, es decir, 1,2 kilos de arroz al día o 1 kilo de patatas. En algunas etapas del Tour, los ciclistas llegan a tomar 18 gramos/kilo de carbohidratos al día, una auténtica burrada.

Evidentemente, no todos somos deportistas de élite ni tenemos un gasto calórico tan elevado, por lo que estas cantidades enormes de carbohidratos no son aptas para cualquiera, pero esto no significa que debamos reducir en exceso los carbohidratos de nuestra dieta, y menos eliminarlos.

En resumen:

«Comer carbohidratos engorda». → Comer carbohidratos engorda solo si el total calórico de tu dieta implica un superávit calórico (comer más calorías de las que gastas).

«Los carbohidratos se transforman en grasa». → Los carbohidratos se transforman en grasa si comes carbohidratos por encima de tus necesidades, es decir, si tu ingesta excede tu gasto energético diario.

«Comer carbohidratos después de las seis de la tarde engorda». → No existe una hora a partir de la cual comer carbohidratos engorde más o menos, lo más importante es el balance energético general.

Por consiguiente, los carbohidratos se convierten en un problema cuando abusamos de ellos constantemente y somos sedentarios o no hacemos ejercicio físico. Otro error que se suele cometer es confundir los carbohidratos integrales con los carbohidratos refinados. Aunque a estas alturas del libro ya sabes qué son los carbohidratos y cómo se clasifican, vamos a profundizar un poco más en la cuestión.

NO TODOS LOS CARBOHIDRATOS SON IGUALES

Te propongo un juego. Piensa en seis alimentos muy altos en carbohidratos. Anótalos en un papel. No sigas leyendo sin haberlos anotado. Estoy seguro de que en tu lista has incluido alimentos como el pan blanco, la pasta, las harinas, el azúcar blanco o la miel. Está bien, son alimentos ricos en carbohidratos, pero todos ellos son procesados o refinados. Quizá has apuntado también productos como dulces, bollería o helados. Cierto, suelen contener gran cantidad de carbohidratos, pero estos son principalmente azúcar. Además, algunos de estos productos contienen más calorías provenientes de las

NO SON LO MISMO

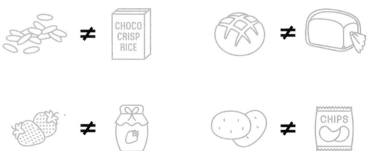

Figura 8: No debemos confundir alimentos de calidad ricos en carbohidratos con sus versiones ultraprocesadas.

grasas que del azúcar. Por último, estoy convencido de que no has puesto en la lista alimentos como cereales integrales (arroz, avena, mijo, centeno, etcétera) o tubérculos (como patatas, boniatos o yuca), y tampoco legumbres, frutas ni verduras. Este es uno de los grandes errores conceptuales que comete la mayor parte de la gente: asociar la palabra «carbohidrato» a los alimentos ultraprocesados o refinados, la bollería y los alimentos ricos en azúcares simples. Sin embargo, no podemos meter a todos los carbohidratos en el mismo saco.

Los **CARBOHIDRATOS INTEGRALES** son alimentos ricos en carbohidratos que se encuentran en su matriz natural, es decir, que no han sido procesados o han sido mínimamente procesados. Al estar en su matriz nutricional conservan la fibra. Por ejemplo, el arroz integral, el trigo integral o las patatas.

Los **CARBOHIDRATOS REFINADOS** son alimentos ricos en carbohidratos que han sido procesados para quitarles parte de su estructura, de modo que han perdido la fibra o parte de sus elementos básicos. Pueden estar mínimamente procesados, como el arroz blanco, el pan o la pasta, o pueden estar altamente procesados, como el puré de patatas, la harina o las mermeladas.

Los alimentos ricos en carbohidratos en su forma integral tienen un alto contenido en fibra. Por el contrario, los carbohidratos refinados se digieren muy rápidamente y sacian menos debido a que contienen muy poca fibra.

 La fibra ayuda a saciarnos y ralentiza la digestión y la absorción intestinal de los nutrientes. La fibra hace que el traspaso de la glucosa desde el intestino hasta la sangre sea más lento. Pero, además, la fibra tiene un alto poder saciante, lo que reduce el apetito tras ingerirla. Por último, la fibra facilita el tránsito intestinal y ayuda a prevenir el cáncer colorrectal, aparte de cumplir otras funciones beneficiosas para la salud, como mejorar la microbiota intestinal (trataré esta cuestión más adelante). Aunque en general se habla de «la fibra», debemos saber que hay multitud de tipos de fibra. No está en el propósito de este libro explicar su clasificación, pero sí recalcar que la ingesta de fibra debería rondar los 25 o 30 gramos al día para las mujeres y los 35 o 40 gramos al día para los hombres.

En resumen, en cuanto a los carbohidratos hay que tener claro lo siguiente:

1. No todos los alimentos que contienen carbohidratos son iguales. Es preciso distinguir entre los carbohidratos en general y el azúcar añadido.
2. El azúcar añadido está presente en la comida rápida y los alimentos ultraprocesados, productos que son altos en calorías, ricos en grasas saturadas, grasas trans y sodio. El problema de los ultraprocesados no es solo el azúcar.

3. Lo más importante no es el macronutriente en sí mismo (carbohidratos, proteínas o grasas), sino el alimento que lo contiene, así como el resto de los alimentos que conforman la dieta. Esto, junto con la actividad física, determinará el balance energético o balance calórico.

¿ES EL AZÚCAR EL CULPABLE DE TODO?

Como ves, una cosa son los alimentos ricos en carbohidratos integrales o complejos y otra cosa son los alimentos ricos en carbohidratos refinados o azúcares añadidos. Es crucial distinguir entre ambos tipos de alimentos. La ingesta excesiva de azúcar es una realidad muy preocupante entre la población en general, pero incluso con el azúcar debemos hacer distinciones. Una cosa es el azúcar presente de forma natural en los alimentos, ya que no es tanto y suele estar acompañado de fibra y polifenoles que amortiguan el impacto de dicho azúcar en el organismo. Lo problemático es el exceso de azúcar que contienen los alimentos ultraprocesados con azúcares añadidos y las bebidas azucaradas, que además son productos muy altos en calorías y que contribuyen al superávit calórico. Es probable que lo que explicaré a continuación te choque. No te extrañe, pues durante muchos años nos han bombardeado con una información sin contextualizar, así que es necesario que abras la mente a lo que nos dice la evidencia científica respecto al azúcar.

Vaya por delante que no hay ninguna duda de que un exceso de azúcar en la dieta contribuye a que engordemos o aumente el riesgo de padecer enfermedades, pero el consumo de carbohidratos se volverá perjudicial siempre y cuando seamos sujetos sedentarios, comamos más calorías de las que gastamos y, además, abusemos de la ingesta de azúcar (Huang *et al.*, 2023). Son muchos los estudios que demuestran que el azúcar favorece el aumento de peso solo si se genera un superávit calórico; es decir, el azúcar engorda si al ingerirlo aumentan las calorías totales de la dieta y la persona come más de lo que gasta. Los sujetos que han participado en investigaciones en las que se añadía azúcar a la dieta, pero sustituyendo a otros alimentos de tal forma que no aumentasen las calorías totales, no han perdido ni ganado peso (Khan *et al.*, 2016). En condiciones de control de calorías, es decir, si se calculan y vigilan las calorías que se ingieren, comer carbohidratos ricos o pobres en azúcares parece no variar el peso corporal (Te Morenga *et al.*, 2013).

Uno de los mejores estudios jamás hechos sobre este tema evalúa el efecto del azúcar en el peso corporal controlando las calorías y nutrientes que se consumen. Lo que hace que este estudio sea especial es que se seleccionaron dos grupos de personas que consumieron las mismas calorías, unas mediante una dieta que contenía solo un 4 % de azúcar y las otras con una dieta que tenía un 43 % de calorías en forma de azúcar. Las personas de ambos grupos consumieron 1.100 calorías aproximadamente, por lo que estaban en déficit calórico. El resultado muestra con exactitud el impacto del azúcar en sí mismo en el peso corporal. Después de seis semanas, los sujetos de ambos grupos habían perdido la misma cantidad de peso y grasa corporal. Además, se comprobaron los cambios en la presión arterial, la hormona tiroidea, el gasto energético en reposo y la glucosa en ayunas, y no hubo diferencias significativas en ninguna de estas medidas entre los grupos (Surwit *et al.*, 1997).

Así, estos resultados indican que hay otros factores más relevantes que los propios nutrientes que determinan el peso corporal. Influyen más en el peso corporal las calorías totales que ingerimos en la dieta, sea cual sea su procedencia, que los nutrientes o alimentos que formen esa dieta. Ojo, esto no quiere decir que solo importen las calorías y que dé igual los alimentos que elijamos. En absoluto, el tipo de alimentos es fundamental, como veremos más adelante. Lo único que muestra este hecho es que, por encima de todo, cuando hablamos de peso corporal, lo que manda es el balance energético. Ahora bien, para mantener una buena salud y optimizar la pérdida de grasa y no de músculo es esencial comer alimentos saludables.

El problema es que el sedentarismo y la sobreingesta calórica es una epidemia global, por eso la tolerancia a los carbohidratos o el azúcar en la población actual es muy baja. Además, desde hace unas cuantas décadas, ingerimos más azúcares debido a la gran presencia en nuestra dieta de productos ultraprocesados, que contienen gran cantidad de azúcar añadido de manera artificial. Esto conlleva una ingesta de azúcar que está muy por encima de la que obtendríamos si solo comiéramos alimentos reales (entendemos por comida real aquella comida no procesada o mínimamente procesada), aunque algunos de ellos sean ricos en azúcares, como algunas frutas o la miel. La mayor parte del azúcar lo consumimos casi sin darnos cuenta, ya que se añade a una multitud de productos alimenticios ultraprocesados. De hecho, los alimentos ultraprocesados llegan a aportar casi el 90 % de todos

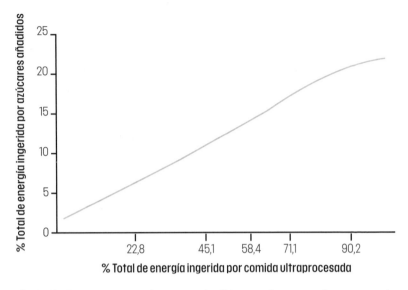

Figura 9: Cuanto mayor es el consumo de alimentos ultraprocesados, mayor es la ingesta de azúcar.

los azúcares añadidos que se ingieren en los países occidentalizados.

Por lo tanto, en la sociedad actual, predominantemente sedentaria y con una elevada ingesta de productos ultraprocesados, es muy fácil superar el consumo recomendable de azúcar. Por ello, la OMS aconseja limitar la ingesta de azúcares a cantidades muy bajas.[1] Enviar el mensaje a la población de los países desarrollados sobre la necesidad de tomar mucho menos azúcar es primordial, atendiendo a que lo consumimos en exceso y somos una población sedentaria que ingiere más calorías totales de las que necesita.

1. La Organización Mundial de la Salud recomienda no sobrepasar los 25 gramos de azúcar al día <https://apps.who.int/iris/bitstream/handle/10665/154587/WHO_NMH_NHD_15.2_spa.pdf>.

Por consiguiente, el azúcar en cantidades adecuadas ingerido a través de alimentos en los que esté naturalmente presente, es decir, en alimentos reales, no es responsable de que engordemos si nuestra dieta no supone un exceso calórico. Vale, esto lo tienes claro, muy bien. Pero antes de que vayas a la despensa a comerte una tostada con mermelada debes saber lo siguiente: el azúcar aumenta la palatabilidad de los alimentos que la contienen, de modo que su sabor irresistible puede incitarnos a comer más cantidad total de dicho alimento. Este hecho nos hace aumentar la ingesta calórica.[2]

Un metaanálisis revela que una mayor ingesta de azúcar incrementa la ingesta de energía en aproximadamente 265 kilocalorías (Hengist *et al.*, 2023), sobre todo cuando se toman azúcares añadidos a través de bebidas azucaradas. Las bebidas azucaradas no son alimentos reales con azúcar naturalmente presente, son una bomba dulce creada por la industria alimentaria que además no generan sensación de saciedad por ser líquidas. Lo que quiero decir con esto es que el principal problema del azúcar, en relación con el sobrepeso, es que su delicioso sabor puede hacer que comamos más cantidad de los alimentos que lo contienen, aumentando así el total calórico de la dieta.

2. El azúcar puede llevarnos a aumentar el peso corporal porque su irresistible sabor nos hace comer más cantidad de calorías totales en la dieta, pero su aporte calórico es bajo (4 kilocalorías por gramo) en comparación, por ejemplo, con el de las grasas (9 kilocalorías por gramo). Además, la mayor parte del azúcar que consumimos se encuentra en alimentos ultraprocesados, bollería, helados y demás comidas que tienen una alta densidad calórica.

Un estudio recién publicado (Thanarajah *et al.*, 2023) compara la respuesta del cerebro en personas sanas al consumir un tentempié rico en grasa y azúcar con la respuesta a otro bajo en grasa y azúcar. Las conclusiones son que, efectivamente, el grupo que tomó a diario el tentempié alto en grasa y azúcar durante ocho semanas mostró preferencia por este tentempié y no por el bajo en grasa y azúcar. Esto indica que si comemos muchos alimentos sabrosos con azúcar, podemos engancharnos de alguna manera a ellos. Aun así, los autores del estudio comprobaron que las alteraciones cerebrales que nos hacen preferir comida rica en grasa y azúcar se producen por aprendizaje repetitivo y no como una alteración fisiológica puntual. Lo cual significa que comer puntualmente un aperitivo o ultraprocesado no es suficiente para alterarnos el cerebro y hacernos preferir esta opción siempre. Lo digo porque hay personas que creen que se van a convertir en adictos a las galletas si un día se comen una, por poner un ejemplo (Ahmed, 2012; Samaha, 2020).

LOS CARBOHIDRATOS Y EL AZÚCAR SON SOLO LA PUNTA DEL ICEBERG

Como hemos visto hasta ahora, a los seres humanos se nos da muy bien establecer asociaciones lineales incorrectas, y todavía más intentar buscar culpables únicos de problemas complejos y multifactoriales. Achacamos a los carbohidratos en sí mismos la obesidad, la alteración de la glucosa en sangre o la resistencia a la insulina o diabetes tipo 2. Es necesario entender que el origen de las enfermedades metabólicas o de la obesidad es multifactorial. En nuestra composición corporal y nuestra salud intervienen la ingesta calórica, el ejercicio físico, el poder adquisitivo, la salud mental, la genética, la educación y muchos otros factores complejos.

Los carbohidratos y el azúcar son solo uno de dichos factores, y ni siquiera el más importante. Como iremos viendo a lo largo del libro, la alteración crónica de los niveles de glucosa en sangre puede obedecer a muchas causas, y las más relevantes no dependen del consumo de carbohidratos en la dieta. Hay que tener en cuenta el balance calórico total de la dieta, la actividad física y la grasa corporal, los grandes protagonistas en nuestra salud metabólica.

La **SALUD METABÓLICA** es la situación en que existe una correcta regulación de la glucosa en sangre, de la sensibilidad a la insulina, de los lípidos y el colesterol en sangre y de la presión arterial, ya que la alteración de estos parámetros contribuye a aumentar el riesgo de padecer las enfermedades metabólicas que asolan al mundo, como la obesidad, la diabetes tipo 2, la enfermedad cardiovascular o incluso algunos tipos de cáncer.

También es preciso vigilar la cantidad total de carbohidratos o azúcares que ingerimos o los alimentos de donde los obtenemos. Es habitual meter en el mismo saco alimentos naturales ricos en carbohidratos complejos y fibra, como los cereales integrales o las legumbres, y los carbohidratos refinados, como las harinas o los cereales azucarados de desayuno. Asimismo, solemos confundir alimentos naturales ricos en carbohidratos simples o azúcar, como por ejemplo las frutas o la miel, con los azúcares refinados añadidos a productos ultraprocesados como helados, bollería o dulces. La matriz nutricional y la cantidad de carbohidratos y azúcar son muy diferentes en los alimentos naturales sin procesar y en los alimentos ultraprocesados. Estos últimos son los que nos perjudican. Y no solo por el azúcar que contienen, sino por su gran cantidad de calorías totales, grasas de mala calidad, sodio y otros compuestos.

 La matriz nutricional de un alimento es la suma de todas sus partes y las interacciones entre ellas. No es lo mismo comer el azúcar naturalmente presente en un alimento integral (por ejemplo, una fruta), que ingerimos junto a su fibra, polifenoles y otros nutrientes, que comer azúcar blanco de mesa sin el resto de los nutrientes que tiene el alimento íntegro. Aunque la cantidad total de azúcar ingerida sea la misma, el efecto en el organismo del azúcar ingerido a través del alimento integral es distinto del efecto del azúcar aislado.

Lo vemos, por ejemplo, en algunas tribus ancestrales, como los kitavas, que habitan en el Pacífico occidental. Los kitavas mantienen una dieta muy alta en carbohidratos, tan alta que estos macronutrientes representan el 70 % de su ingesta calórica total. Sin embargo, no los ingieren en bollos de chocolate. Comen muchos tubérculos, como boniato, ñame o yuca, y muchas frutas y verduras, y se mantienen delgados y sanos.

Los hadzas de Tanzania son conocidos, entre otras cosas, por su elevado consumo de miel. Sí, la miel, un alimento con una alta densidad calórica, rico en glucosa y fructosa, y que aumenta el nivel de insulina cuando se come. Por si fuera poco, además de ponerse hasta las orejas de miel durante ciertos periodos del año, la toman durante todo el día, de modo que elevan la insulina a cada rato. Y, sin embargo, todos tienen un físico magro y fibroso y gozan de muy buena salud.

La miel, sin embargo, no es un alimento exclusivo de los hadzas, multitud de tribus la ingieren de manera abundante habitualmente. La miel ha formado parte de la dieta de nuestros antepasados, un consumo que se remonta al menos a los primeros homínidos (Marlowe *et al.*, 2014). Otra tribu de cazadores-recolectores, los bambuti, que habitan en la República Democrática del Congo, en determinados momentos llegan a obtener el 80 % de sus calorías diarias de este producto (Merimee *et al.*, 1972). Por otro lado, los hunza, de Pakistán, que se consideran una de las poblaciones más longevas del mundo, pues son muchos los que superan los cien años de edad, comen muchísima fruta y solo albaricoques durante dos meses al año. También se alimentan con gran cantidad de cereales y legumbres (Vlahchev y Zhivkov, 2002).

En definitiva, estas tribus y pueblos ancestrales no conocen la obesidad ni la mayoría de las enfermedades metabólicas que tanto afectan al mundo. Si los carbohidratos o incluso el azúcar naturalmente presente en los alimentos fuese un problema en sí mismo, los miembros de estos pueblos estarían enfermos y con obesidad. La clave está en que son poblaciones físicamente activas y sin alimentos ultraprocesados, lo cual los mantiene en un balance energético neutro o incluso en ligero déficit calórico.

> El azúcar y los carbohidratos han cargado con la culpa de todos los males relacionados con el sobrepeso, cuando en realidad solo son cómplices, igual que mis amigos y yo en el robo en la tienda de golosinas.

Como decía al inicio del libro, cuando comemos, sobre todo si comemos alimentos ricos en carbohidratos, se eleva la glucosa en sangre. La elevación de la glucosa en sangre después de comer se llama coloquialmente «pico de glucosa», y es un fenómeno normal y fisiológico. La cantidad de glucosa en sangre en ayunas o después de comer es un buen indicador de la salud metabólica. Sin embargo, últimamente se está promoviendo cierto miedo entre la población a cualquier pico de glucosa, por pequeño que sea, y se anima a la gente a evitarlo de manera drástica. Esta conducta, que *a priori* parece coherente, puede convertirse en un arma de doble filo y llevarnos a eliminar de la dieta alimentos saludables como la fruta, los cereales integrales, los tubérculos o las legumbres. Esta cuestión la trataré más adelante, pero primero debes conocer otros conceptos básicos. En el próximo capítulo explicaré qué papel tiene la glucosa en el organismo y por qué es tan importante.

3. LA GLUCOSA EN SANGRE

Otra víctima demonizada en la sociedad actual y por muchos *influencers* es la glucosa en sangre. Existe cierta tendencia a comer con el objetivo de reducir los niveles de glucosa en sangre a toda costa, a veces incluso a costa de la propia salud. Para que entiendas por qué es contraproducente esta actitud, empezaré explicando algunos conceptos básicos sobre la glucosa.

¿POR QUÉ ES TAN IMPORTANTE LA GLUCOSA?

La glucosa es la principal fuente de energía del cuerpo. Las células del cuerpo usan varias fuentes de energía para mantenerse vivas y realizar sus funciones, pero la glucosa es la primera. Cuando nos ponemos en movimiento, cuando andamos o hacemos ejercicio, nuestros músculos consumen glucosa para poder contraerse. El consumo de glucosa por parte de los músculos aumenta hasta diez veces con el ejercicio, pero incluso cuando no nos movemos, el organismo consume glucosa.[1]

---

1. El cerebro consume el 60 % de la glucosa en sangre utilizada en la persona sedentaria en ayunas (Wasserman, 2009).

El corazón, el hígado, los riñones, los intestinos, etcétera, todos usan la glucosa como fuente de energía.

Seguramente ahora te estarás preguntando, si la glucosa es tan importante para el correcto funcionamiento del cuerpo, cómo pueden sobrevivir las personas que apenas consumen carbohidratos, como, por ejemplo, las que hacen dietas cetogénicas.

Las **DIETAS CETOGÉNICAS** se caracterizan por una marcada reducción de la ingesta de carbohidratos y un aumento relativo de la ingesta de proteínas y grasas. Generalmente implican ingestas muy altas de grasa, porque es difícil (e innecesario) aumentar las proteínas más allá de cierto punto.

Cuando se comienza una dieta de este tipo, después de estar unos días sin apenas tomar carbohidratos, las reservas de glucosa se vuelven insuficientes para satisfacer los requerimientos energéticos del organismo. La persona se queda sin energía, se siente cansada y de mal humor. Pero el organismo se guarda un as en la manga. En ese momento, cuando no tiene suficiente glucosa para suministrar energía, las grasas se convierten en el combustible principal. El problema es que hay algunas células que no pueden usar las grasas como fuente de energía, como los glóbulos rojos o las células del sistema nervioso central (SNC).

Los glóbulos rojos no pueden consumir la energía de las grasas porque no tienen mitocondrias. Las mitocondrias son unos organelos que se encuentran dentro de las células y se encargan de usar las grasas como fuente de energía. Son los motores dedicados a quemar grasa en las células.

Las células del SNC no pueden consumir la energía de las grasas porque estas no son capaces de atravesar la barrera hematoencefálica para llegar al cerebro. La barrera hematoencefálica protege el cerebro, y gracias a ella, muchas sustancias tóxicas no consiguen llegar a él. Es como un portero de discoteca, que permite o prohíbe el paso a las sustancias. Del hecho de que las grasas no sirvan como combustible para el cerebro procede la famosa frase «el cerebro necesita azúcar para funcionar». Pero es una afirmación incorrecta, por dos motivos:

- El cerebro se alimenta de glucosa, no del azúcar blanco de mesa que usamos para endulzar el café. Recuerda que la glucosa la obtenemos de cualquier alimento que contenga carbohidratos, por ejemplo, el arroz o las patatas.
- Después de tres o cuatro días de restricción de carbohidratos, las células del cerebro se ven obligadas a buscar una fuente alternativa de energía, y la encuentran en las cetonas o cuerpos cetónicos. Los cuerpos cetónicos son un nuevo tipo de combustible que produce el hígado a partir de las grasas. Esto significa que después de varios días sin consumir carbohidratos, el cuerpo transforma las grasas para que puedan cruzar la barrera hematoencefálica y servir como fuente de energía al cerebro. En ese momento decimos que «estamos en cetosis».

Ahora bien, las células del cerebro no son las únicas que pueden usar este nuevo combustible llamado «cetonas». Otras células, como las musculares o las de los órganos o tejidos, también pueden recurrir a él. Si no comemos carbohidratos, las células usan más grasa como fuente de energía.

¿Significa esto que seguir una dieta cetogénica te hará perder más grasa? No necesariamente, ya que el hecho de usar más grasa como fuente de energía no garantiza que dicha grasa provenga de las reservas acumuladas en tu abdomen o tu cadera, ni de ninguna otra de tus reservas de grasa corporal. Al ingerir más grasas que carbohidratos, tus células usarán más grasas como fuente de energía, pero cogerán esta grasa de los alimentos que ingieras (Hall *et al.*, 2015). Para que tu cuerpo use como fuente de energía la grasa de las reservas acumuladas, debes generar un déficit calórico sostenido en el tiempo, es decir, comer menos de lo que gastas. Si precisas más información sobre la pérdida de grasa, te recomiendo mi libro *Quema tu dieta*.

Con todo, más allá de que sea posible usar grasas o cuerpos cetónicos como fuente de energía cuando no se ingiere suficiente glucosa, es preciso saber que el organismo siempre requerirá glucosa para funcionar adecuadamente. Le resulta tan imprescindible que cuando no obtiene la suficiente a través de la dieta dedica un gran esfuerzo a producirla. Sí, el cuerpo puede fabricar glucosa a partir de las proteínas o del glicerol.

Fíjate si es importante la glucosa para el organismo que los seres humanos hemos evolucionado con la capacidad de almacenar glucosa para poder disponer de ella en momentos críticos de escasez de alimentos o en situaciones de alta demanda energética, como por ejemplo durante el ejercicio físico extenuante o de larga duración. El modo que tiene nuestro cuerpo de almacenar glucosa en nuestro cuerpo es transformarla en glucógeno. ¿Te acuerdas de este polisacárido? Bien, ha llegado el momento de explicar la razón de su importancia.

¿POR QUÉ ES TAN IMPORTANTE EL GLUCÓGENO?

Como hemos visto, la glucosa es fundamental para la vida, así que el cuerpo se asegura de tener la suficiente guardada para los momentos en que requiere hacer uso de ella. Para almacenar la glucosa de manera eficiente, el cuerpo comprime muchas moléculas de glucosa juntas formando glucógeno. Por lo tanto, el glucógeno no es más que la unión de muchas moléculas de glucosa en una especie de estructura globular, como si fuese una galaxia llena de estrellas.

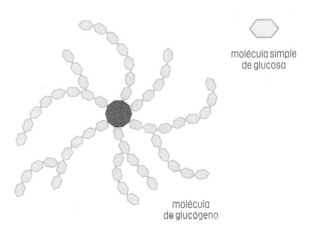

MONOSACÁRIDOS

molécula simple
de glucosa

molécula
de glucógeno

Figura 10: Derecha: una molécula simple de glucosa. Izquierda: cientos de moléculas de glucosa unidas formando una molécula de glucógeno.

El cuerpo dispone de dos almacenes principales de glucógeno: el hígado y los músculos. En estos últimos, la captación de glucosa es cuantitativamente mayor. La glucosa, una vez dentro de un músculo, ya no puede volver a salir, por consiguiente solo tendrá dos destinos: almacenarse dentro del músculo en forma de glucógeno muscular o ser oxidada para proporcionar energía al propio músculo.

> Aunque cuando gastamos energía solemos hablar de «quemar grasa» o «quemar glucosa», el término correcto es **oxidar**.

Si sumamos todo el glucógeno que podemos almacenar en cada uno de los músculos que conforman nuestro cuerpo, obtendremos una cantidad de unos 400 gramos (el equivalente a 2,4 kilos de patatas o 500 gramos de arroz en seco). En el caso de los deportistas, la cantidad aumenta hasta los 500 gramos, o incluso más. Por otro lado, el hígado es capaz de almacenar unos 100 gramos de glucógeno (el equivalente a 600 gramos de patatas o 125 gramos de arroz en seco).

Así pues, el principal almacén de glucógeno del cuerpo es el tejido muscular. Este glucógeno se almacena en los músculos acompañado de agua. Cada gramo de glucógeno se almacena junto a tres gramos de agua. Este es el motivo por el cual bajamos de peso tan rápidamente cuando reducimos mucho los carbohidratos en la dieta: la pérdida de glucógeno y agua. Una dieta muy baja en carbohidratos puede hacerte perder hasta dos kilos en una semana, una barbaridad, pero la mayor parte de este peso no corresponde ni a grasa ni a músculo.

Es del agua, el agua que almacenada junto al glucógeno en los músculos. Esta pérdida de peso puede hacer que te veas más blando o fofo, ya que el glucógeno da al músculo aspecto de estar más lleno y más terso.

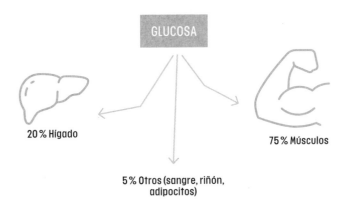

Figura 11: La glucosa se almacena principalmente en músculos e hígado en forma de glucógeno.

¿CÓMO SE REGULA LA GLUCOSA EN SANGRE?

Aunque la glucosa se almacena en forma de glucógeno en el hígado y los músculos, una pequeña parte permanece en la sangre dando vueltas. Por ejemplo, en la sangre de una persona que pesa unos 70 kilos circulan cuatro gramos de glucosa, cantidad equivalente a una cucharadita (Wasserman, 2009). Estos cuatro gramos constituyen una fracción ínfimamente pequeña de la masa total del organismo, no obstante, muchas células dependen de ella y son sensibles a su presencia.

Curiosamente, las concentraciones de fructosa y galactosa en la circulación sanguínea suelen ser muy bajas, ya que ambas son metabolizadas por el hígado. Así que cuando hablamos de «azúcar en sangre», lo que queremos decir es «glucosa en sangre», porque la glucosa, de todo el azúcar que contiene la sangre, siempre es más del 90 %, incluso después de una comida rica en fructosa o galactosa (Tappy *et al.*, 1986).

Las concentraciones de glucosa en la sangre son muy importantes y están altamente reguladas para que no bajen demasiado (**hipoglucemia**) ni suban en exceso (**hiperglucemia**). Una caída grave de la glucosa en sangre puede conllevar disfunción metabólica, convulsiones e incluso la muerte. Por otro lado, la elevación persistente de la glucosa en sangre conduce a una toxicidad por glucosa. Los altos niveles de glucosa en sangre de manera permanente producen daños en células y tejidos que en última instancia pueden desencadenar patologías como diabetes, enfermedad cardiovascular, cáncer o enfermedades neurodegenerativas (Prasad *et al.*, 2019). Tan importante es la regulación de la glucosa que nuestro organismo tiene mecanismos para aumentar o reducir su nivel en la sangre si detecta que este se altera.

Por lo general, en ayunas, la concentración normal de glucosa en sangre se sitúa en el rango de entre 70 y 100 mg/dl, pero cuando hacemos una comida esa concentración aumenta. La elevación puntual de la glucosa después de cada comida se denomina coloquialmente **pico de glucosa en sangre**, como comenté anteriormente. La magnitud de esta elevación y el tiempo durante el cual se mantenga antes de que la glucosa en sangre vuelva al rango normal dependen de numerosos factores, y son la clave de muchas incoherencias y errores de interpretación en nutrición y salud.

De momento, sabemos que en ayunas la glucosa suele tener una concentración de entre 70 y 100 mg/dl. Imagina que te levantas un día y te mides la glucosa en sangre.[2] Lo normal es que estés dentro de este rango, así que supongamos que estás a 80 mg/dl. Esto indicaría que, *a priori*, no tienes ningún problema de salud derivado de la gestión de la glucosa.

Bien, ahora, incluso si no comiéramos nada por la mañana, nuestro nivel de glucosa en la sangre se mantendría aproximadamente en este rango de entre 70 a 100 mg/dl durante bastante tiempo. Y esto es así a pesar de que los tejidos del cuerpo, y el cerebro en particular, toman de modo constante un poco de glucosa de la sangre y la queman como combustible para funcionar. Entonces, si no comemos nada y las células siguen usando glucosa como energía todo el rato, ¿por qué no bajan los niveles de glucosa en sangre? ¿No sufriríamos una hipoglucemia?

Nuestros niveles de glucosa en la sangre se mantienen estables mientras ayunamos gracias a una hormona llamada **glucagón**. Cuando estamos en ayunas y baja la glucosa en sangre, el glucagón estimula el hígado para que libere un goteo constante de glucosa hacia la sangre. Esta glucosa proviene

---

2. El nivel de glucosa en ayunas es uno de los marcadores que se usan para ver cómo gestiona el cuerpo la glucosa, y da mucha información sobre el estado de salud (más adelante explicaré por qué). Por eso cuando vas a hacerte un análisis de sangre te piden que vayas en ayunas.

del glucógeno almacenado en el hígado. El músculo no puede liberar glucosa en la sangre como hace el hígado, porque se la guarda para él, para usarla como energía cuando deba contraerse. Sí, son un poco egoístas los músculos.

Por lo tanto, mientras ayunamos, el glucagón estimula las células del hígado para que descompongan el glucógeno almacenado en su interior y liberen glucosa, y así mantener estables los niveles en sangre. Si el ayuno se prolonga, el hígado también puede fabricar glucosa nueva, principalmente a partir de aminoácidos, los componentes básicos de las proteínas. En efecto, las proteínas se pueden degradar para formar glucosa si estamos sin comer mucho tiempo o nuestra dieta es muy baja en carbohidratos.[3]

Supongamos que rompemos el ayuno con un poco de pan, arroz o avena. Todos estos alimentos consisten sobre todo en almidón, un tipo de carbohidrato. Después de la digestión, la mayoría de las moléculas de glucosa ingresarán en el torrente sanguíneo desde el tracto gastrointestinal y el nivel de glucosa en sangre aumentará. En personas sanas, el nivel de glucosa en la sangre suele alcanzar un valor máximo de alrededor de 140 mg/dl en respuesta a una comida mixta (rara vez hacemos comidas que solo lleven carbohidratos, acostumbramos a mezclar alimentos, combinando carbohi-

---

3. Este es uno de los motivos por los cuales hacer ayunos demasiado largos o llevar una dieta excesivamente pobre en carbohidratos no es la mejor estrategia para ganar masa muscular. Esto no significa que no puedas ganar músculo haciendo ayunos intermitentes controlados o llevando una dieta pobre en carbohidratos. Poder se puede, pero no es lo mejor.

dratos, proteínas y grasas) y regresa al valor inicial dos o tres horas después. Obviamente, que aumente más o menos depende de la cantidad y el tipo de carbohidratos ingeridos, así como de muchos otros factores que veremos más adelante.

NO SOLO LOS CARBOHIDRATOS ELEVAN LA GLUCOSA EN SANGRE (LA PROTEÍNA Y LA GRASA TAMBIÉN)

Aunque los alimentos ricos en carbohidratos son los protagonistas del proceso de elevar la glucosa en sangre, no son los únicos participantes. Los alimentos ricos en proteína o grasa también colaboran. Los carbohidratos hacen que la glucosa en la sangre suba y baje rápidamente, dibujando una especie de pico o curva pronunciada si se representan los valores en un gráfico. Por el contrario, la proteína y la grasa de la dieta elevan el nivel de azúcar en la sangre solo un poco, pero la mantienen alta durante más tiempo (Smart *et al.*, 2013; Neu *et al.*, 2015; Paterson *et al.*, 2015).

Veamos un ejemplo de esto para que se entienda más claramente. Un reciente estudio (Hall *et al.*, 2021) comprobó el efecto de la glucosa en sangre en una dieta rica en carbohidratos y en una dieta rica en grasa. Lo que se pudo observar fue que el pico máximo de glucosa tras una comida rica en carbohidratos se produjo 45 minutos después, y a partir de entonces el nivel comenzó a bajar. Por el contrario, el grupo que comió alimentos grasos no tuvo un pico de glucosa en sangre, sin embargo, mantuvo la subida de la glucosa durante más tiempo.

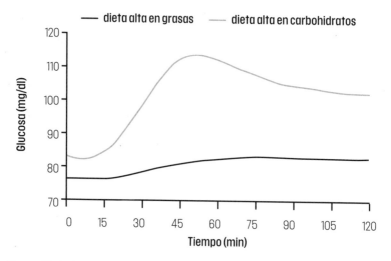

Figura 12: La ingesta de carbohidratos eleva rápidamente la glucosa y produce un gran pico de glucosa en sangre. En cambio, la ingesta de grasa no eleva la glucosa en sangre inmediatamente, pero sí lo hace de forma moderada más tarde.

Fijémonos en otro ejemplo. El gráfico de la página siguiente refleja datos reales de un hombre de dieciocho años con diabetes que necesita inyectarse insulina. El sujeto comió a las diez de la noche pollo frito, un alimento proteico y —al ser frito— graso. Tras la comida, su nivel de glucosa en sangre no tuvo un pico inmediatamente, pero a las tres horas aumentó bastante, y el pico de insulina no bajó hasta seis horas después de haber comido (Paterson *et al.*, 2015).

La elevación prolongada del nivel de glucosa tras la ingesta de grasa que se observa en ambos casos es un hecho crucial, porque no solo importa cuánto se eleva la glucosa en sangre después de comer, sino cuánto tiempo tarda en bajar y volver a sus niveles basales. Las comidas que combinan carbohidratos con grasas, aunque pueden disminuir el pico ini-

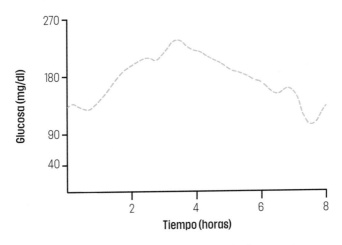

Figura 13: Pico de glucosa generado por la ingesta de alimentos ricos en grasa y proteína.

cial de glucosa en sangre, pueden hacer que el nivel tarde más en regresar a los valores basales (Wolpert *et al.*, 2013).

En resumen, hemos visto en este capítulo que la hormona llamada glucagón sube la glucosa en sangre en cuanto detecta que está baja. Esto suele ocurrir cuando estamos en ayunas o hacemos ejercicio extenuante. Al comer, sobre todo si los alimentos contienen una gran cantidad de carbohidratos, la glucosa se eleva. Entonces entra en juego otra hormona, la insulina, que hace justo lo contrario que el glucagón: bajar la glucosa en sangre.

La insulina es una víctima más del saber popular, culpada injustamente de provocar obesidad o problemas de salud. En realidad, la insulina es una hormona muy importante en nuestra fisiología, sin ella no podríamos sobrevivir. Solo aparecen los problemas cuando no funciona bien. A esta afección la llamamos «resistencia a la insulina». Y para seguir viendo a los malos de la película, tras los carbohidratos, los azúcares y la glucosa, es hora de hablar de la famosa insulina.

4. LA INSULINA

La evolución ha equipado a los seres humanos con medios altamente eficientes para superar la escasez de nutrientes en épocas en que la disponibilidad de alimentos en su entorno disminuía. Estamos dotados de mecanismos eficaces para almacenar energía cuando los nutrientes son abundantes y usarla más tarde si no tenemos comida disponible. En otras palabras, se nos da muy bien guardar para cuando no haya. En este sentido, la insulina es un regulador fundamental para almacenar nutrientes y, además, mantener la glucosa en sangre en rangos saludables cuando esta se eleva.

¿CÓMO FUNCIONA LA INSULINA?

Cuando hacemos una comida y se eleva la glucosa en sangre, el páncreas segrega insulina. La insulina ayuda a «sacar» la glucosa de la sangre y depositarla en las células para que sea usada como energía o la almacenen en forma de glucógeno o incluso en forma de grasa. Sí, la insulina puede contribuir a que almacenemos grasa. Así mantenemos los niveles de glucosa en sangre controlados, lo cual es fundamental para no tener problemas de salud. Pero, como veremos más adelante, esto no significa que la insulina en sí misma nos haga engordar. Por lo tanto, la insulina es como la abuela en una comida familiar: se encarga de recoger las sobras y guardarlas para la cena o el día siguiente. Tanto las abuelas como la insulina vienen de tiempos pasados en los que escaseaban los alimentos, por lo que están adaptadas a no desperdiciar nada y conservar lo que sobre para aprovecharlo cuando haga falta. En este sentido, podríamos decir que la insulina funciona de manera contraria al glucagón. El glucagón aumenta los niveles de glucosa en sangre cuando esta decae (cuando estamos en ayunas o hacemos ejercicio físico) y la insulina reduce los ni-

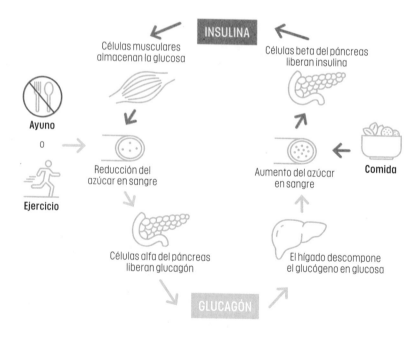

Figura 14: Regulación de la glucosa en sangre mediante la insulina y el glucagón.

veles de glucosa en sangre cuando esta se eleva (después de una comida).

Las células donde se almacena la glucosa, por ejemplo, las células musculares, tienen unos anclajes llamados «receptores de insulina». Imagínate estos receptores como unos candados. Los candados están cerrados esperando a que llegue la llave adecuada que pueda abrirlos. Cuando el páncreas detecta que la glucosa en sangre se ha elevado tras una comida secreta insulina para sacar glucosa de la sangre y meterla en las células. La insulina es la llave de esos candados: se une a los receptores de las células donde se almacena la glucosa y abre unos canales para que la glucosa que hay en la sangre pase a su interior. Cuando se introduce la llave (insulina) en

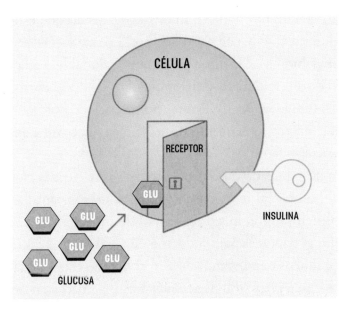

Figura 15: Mecanismo de acción de la insulina para que las células capten y absorban la glucosa que hay en la sangre.

la cerradura del candado (receptores de insulina), se abre la puerta para que la glucosa de la sangre pueda introducirse en la célula.

Así, la insulina cumple una función esencial, ya que si la glucosa en sangre permaneciera elevada tendríamos problemas serios de salud. Una vez ha metido en las células la glucosa que corre por la sangre para mantener los niveles estables, esa glucosa puede ser usada como energía directamente o almacenada para cuando sea necesaria.

LA INSULINA, ¿CULPABLE O INOCENTE?

La insulina ha sido y es acusada de hacernos engordar o enfermar. Sin embargo, se trata de una acusación infundada, puesto que no hay nada en nuestro organismo que esté ahí con el único objetivo de perjudicarnos. Lo que sucede a veces es que debido a un estilo de vida poco saludable o a la presencia de una enfermedad determinada se altera el correcto y normal funcionamiento de estas hormonas. ¿Y por qué ocurre este mal funcionamiento de la insulina? Lee con atención lo que viene ahora.

Ya he explicado que cuando comemos se eleva la glucosa en sangre. Es un fenómeno normal. A mayor cantidad de glucosa en sangre, mayor cantidad de insulina tendrá que secretar el páncreas para reducirla. Sin embargo, si las reservas de glucosa en los músculos y el hígado están llenas, la glucosa no tendrá sitio donde alojarse. La glucosa en sangre por encima de los rangos mencionados es tóxica y provoca problemas de salud, por lo que el organismo secretará más insulina con el fin de reducirla. Al principio, secretar más insulina puede servir para gestionar adecuadamente este exceso de glucosa en sangre. Pero ¿que forma tendrá la insulina de reducir los niveles de glucosa en sangre si los almacenes de glucógeno de los músculos y el hígado están llenos? Sí, es lo que estás pensando: la insulina fomentará la conversión de glucosa en grasa.

Convertir la glucosa en grasa es un intento de nuestro organismo de salvaguardar la salud. Hay que sacar la glucosa de la sangre sea como sea, por nuestro bien. La insulina evita la toxicidad del exceso de glucosa en la sangre. Si no hay espacio en las reservas de glucógeno, la glucosa tendrá que ser almacenada en forma de grasa. Como resultado, la glucosa en sangre volverá a los valores adecuados, pero nuestro abdomen o nuestras caderas acumularán un poco de grasa extra. Por este motivo, entre otros, la insulina se asocia con el sobrepeso.

> La insulina es para muchos la hormona que nos hace engordar, algo que no es del todo cierto.

Como hemos visto, la insulina cumple funciones fisiológicas clave para el organismo, sin las cuales no podríamos vivir. El problema, una vez más, es comer en exceso de modo constante o ser sedentarios, lo que hace que los depósitos de glucógeno permanezcan siempre llenos.

Es importante vaciar estos depósitos de glucógeno sistemáticamente para que no se acumule la glucosa en la sangre y así no tener que secretar más insulina para reducirla. ¿Y cuál es el modo de gastar glucógeno? Pues sí, el **EJERCICIO FÍSICO**. Si hacemos ejercicio, esa glucosa se usará como energía y los músculos y el hígado tendrán espacio para almacenar más. En cambio, si somos sedentarios y no gastamos la glucosa, los músculos estarán repletos de glucógeno y no podrán recibir más. El sedentarismo nos hace acumular más glucosa en sangre de la que podemos almacenar en los órganos y tejidos.

No solo el ejercicio ayuda a vaciar los depósitos de glucógeno. Cuando entramos en **déficit calórico** (comer menos calorías de las que se gastan), los depósitos de glucógeno tienden a disminuir y dejan espacio en las reservas. Si mantenemos un déficit calórico permanente, aunque en una comida o en un día de celebración ingiramos muchos más carbohidratos de los que necesitamos y se eleve mucho la insulina, no engordaremos. Es más, perderemos grasa corporal.

> El mero hecho de estar en déficit calórico hará que tus concentraciones de glucosa y de insulina en general bajen, aunque puntualmente se eleven cuando comas.

Lo que quiero decir con todo esto es que el único motivo por el que la insulina permanece elevada de manera continua hasta el punto de suponer un problema de salud o hacernos engordar es ingerir más calorías de las que gastamos sistemáticamente, ser sedentarios o abusar exageradamente de la ingesta de carbohidratos. Recuerda que, entre los músculos y el hígado, tenemos capacidad para almacenar los carbohidratos, en forma de glucógeno, que ingeriríamos comiendo 2,5 kilos de patatas, una barbaridad. La clave es dejar espacio libre en estos almacenes no comiendo en exceso de manera sostenida en el tiempo o haciendo ejercicio de forma habitual.

¿QUÉ DICE LA CIENCIA SOBRE LA CULPABILIDAD DE LA INSULINA?

La teoría de que la insulina es la culpable de la obesidad ha sido varias veces desmontada por diferentes científicos de renombre (Hall *et al.*, 2017; Hall *et al.*, 2018; Hu *et al.*, 2020). Un estudio muy bueno evaluó los niveles de insulina de 647 personas sanas y sin obesidad durante catorce años para ver si las personas que tenían niveles de insulina más altos ganaban más grasa corporal que los que los tenían más bajos. Aunque había personas cuyas subidas de insulina eran hasta seis veces más altas que las de otras, el aumento de peso fue similar en todos los sujetos del estudio. Los autores concluyeron literalmente que los niveles hasta seis veces más altos de insulina en sangre no predicen el aumento de peso (Zavaroni *et al.*, 1998).

Un fenómeno curioso pero relevante que hace tambalear la hipótesis de que la insulina sea en sí misma la culpable de hacernos engordar es el mecanismo de acción de los medicamentos que se usan para combatir la diabetes tipo 2 y la obesidad. Me refiero a la semaglutida, la tirzepatida o la liraglutida, aunque te sonarán más sus marcas comerciales, como Saxenda, Ozempic, Rybelsus o Mounjaro. Estos fármacos han conseguido pérdidas de peso de entre el 15 y el 21 % en sujetos con obesidad o diabetes tipos 2 sin necesidad de hacer dieta y han mejorado su nivel de glucosa en sangre (Wilding *et al.*, 2021; Dutta *et al.*, 2023).

Estos medicamentos de efectos tan impresionantes tienen unos mecanismos de acción sorprendentes. Una de sus principales acciones es estimular la secreción de insulina. Sí, elevan la insulina, lo que hace mejorar el control de la glucosa y reducir el hambre. Pese a elevar la insulina, la pérdida de peso que provocan es enorme. ¿Por qué? Porque estos fármacos reducen el apetito y hacen más fácil generar un déficit calórico. Da igual que la insulina esté alta, el balance energético negativo manda.

NO SOLO LOS CARBOHIDRATOS Y LA GLUCOSA ELEVAN LA INSULINA

Aunque la ingesta de carbohidratos y la correspondiente elevación de la glucosa en sangre son los principales factores que estimulan la secreción de insulina, ni mucho menos son los únicos. Por lo tanto, que la insulina se eleve más o menos no solo va a depender de cuánto se eleve la glucosa en sangre. Veamos otros factores que pueden elevar la insulina:

1. COMPOSICIÓN DE LOS ALIMENTOS: PROTEÍNAS Y GRASA

Debemos entender que la insulina cumple otras funciones en nuestro organismo más allá de guardar la glucosa dentro de las células. Por ejemplo, la insulina es una hormona que regula parcialmente el apetito, como veremos más adelante, y también el anabolismo muscular. Esto último significa que la insulina regula el uso de aminoácidos por parte del músculo para regenerarse de su desgaste diario. Los aminoácidos proceden de las proteínas que consumimos en la dieta. Por este motivo, la ingesta de proteínas puede elevar la insulina también.[1] De hecho, un filete de carne de vacuno o un batido de proteína de suero de leche (más conocida como *whey protein*) hacen que la insulina suba de modo sustancial, pese a ser alimentos casi puramente proteicos (Holt *et al.*, 1997; Yanagisawa, 2023).

Los estudios demuestran que una comida rica en proteínas a veces puede elevar la glucosa a casi tanto o más que una comida rica en carbohidratos (Boelsma *et al.*, 2010). Incluso la ingesta de grasa puede hacerlo, aunque en menor medida que los carbohidratos y la proteína obviamente (Wolpert *et al.*, 2013).

---

1. La proteína está formada por aminoácidos. Las proteínas que ingerimos con los alimentos se descomponen en aminoácidos en el intestino. Los aminoácidos son detectados por el páncreas y por un tipo de células intestinales, lo cual hace que se eleve la insulina.

2. CANTIDAD TOTAL DE ALIMENTOS INGERIDOS

Además de la composición de la comida, la cantidad total de alimentos que ingiramos hará que la insulina se eleve más o menos. En general, una comida copiosa aumenta más la insulina que una comida frugal.

Un error muy común es pensar que si comemos carbohidratos varias veces al día es imposible perder grasa, pues al ingerir carbohidratos se eleva la insulina en sangre, y cuando la insulina está alta dejamos de quemar grasa. Aunque es cierto que la insulina alta hará que nuestros músculos y otras células usen como fuente de energía la glucosa en sangre en lugar de la grasa almacenada, es decir, se reduce la quema de grasa en favor de la quema de glucosa, esto dependerá del total calórico ingerido. Me explico: la insulina se elevará y permanecerá en la sangre en función de cuánto comas. Por ejemplo, si ingieres 2.000 calorías al día repartidas en solo dos comidas de 1.000 calorías cada una, la insulina subirá y se mantendrá alta mucho tiempo después de cada comida. Sin embargo, si repartes esas 2.000 calorías en cinco comidas de 400 calorías, la insulina se elevará más veces durante el día, sí, pero subirá muy poco y durante poco tiempo. El tiempo que la insulina permanece alta a lo largo de las veinticuatro horas del día es similar, por lo que el efecto en ambos casos será muy parecido. Por otra parte, como ya he comentado, que acumules grasa corporal o no depende sobre todo de si estás en superávit o en déficit calórico. El siguiente gráfico muestra visualmente esta idea.

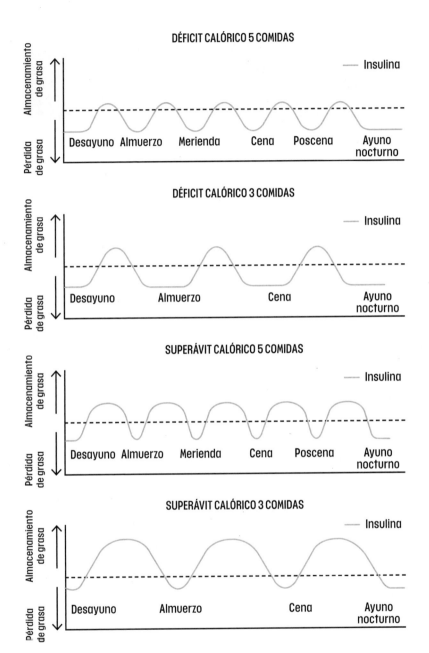

Figura 16: Los niveles de insulina en sangre y la acumulación de grasa siempre estarán supeditados a la cantidad de comida total que se ingiera y al balance energético diario, más allá de la composición y la frecuencia de las comidas.

> Si la insulina se eleva mucho tras una comida inhibirá la quema de grasa, pero será un hecho puntual que no invalida lo que ocurra en general.

¿LA INSULINA AUMENTA EL APETITO?

Mucha gente piensa que la insulina, cuando se segrega en cantidad, es una hormona que estimula el apetito, lo cual no es cierto. La insulina regula el apetito, en efecto, pero reduciéndolo. La elevación de insulina tras una comida genera sensación de saciedad, quita el hambre.

Además, cuando ingerimos carbohidratos no solo aumenta la insulina, sino también otra hormona llamada «leptina», que también genera sensación de saciedad. Por otro lado, si tenemos en cuenta que los carbohidratos integrales son ricos en fibra, podemos concluir que dichos alimentos ayudan a regular el hambre y nos hacen sentir saciados (Hengist *et al.*, 2022). De hecho, algunos estudios muestran que una dieta rica en carbohidratos y fibra es más saciante que una dieta pobre en carbohidratos y rica en grasas (Hall *et al.*, 2021).

Lo que ocurre es que se han confundido dos cosas:

1. Cuando hacemos una comida con abundantes carbohidratos simples o refinados, como, por ejemplo, cuando comemos un dulce o un postre azucarado, se eleva mucho la glucosa. Este pico de glucosa hace que suba rápidamente la insulina para bajar la glucosa en sangre, por lo que se genera una bajada rápida de glucosa que

puede provocar una ligera y breve hipoglucemia. Esta rápida subida y bajada de la glucosa (picos de glucosa) sí que podría hacer que aumente antes el apetito, pero no es por la insulina en sí misma (Chandler-Laney *et al.*, 2014; Wyatt *et al.*, 2021).[2] Recalco la palabra «podría» porque no está nada claro que dichas hipoglucemias momentáneas y breves estén relacionadas con un aumento real del hambre. Este tema lo trataré en el capítulo dedicado a los picos de glucosa.

2. La insulina es una hormona anorexígena, es decir, nos quita el apetito, como hemos visto. El problema surge cuando por algún motivo no puede ejercer sus funciones. Si la insulina no puede actuar, seguimos con hambre. Esto ocurre cuando sufrimos resistencia a la insulina, y es el motivo por el cual las personas con sobrepeso u obesidad que tienen resistencia a la insulina no se sienten saciadas tras consumir carbohidratos. Sin embargo, en personas que no sufren resistencia a la insulina, la insulina contribuye a que se sientan saciadas (Pal y Ellis, 2010).

2. Las conocidas como «hipoglucemias reactivas» son un efecto que puede darse en algunas personas después de un pico muy alto de glucosa en sangre. Cuando se eleva mucho la glucosa secretamos gran cantidad de insulina, y esto puede llevar acto seguido a sufrir una bajada drástica de los niveles de glucosa en sangre. Esta hipoglucemia puede aumentar el apetito, aunque no está demostrado, pero no es que la insulina en sí misma aumente el apetito.

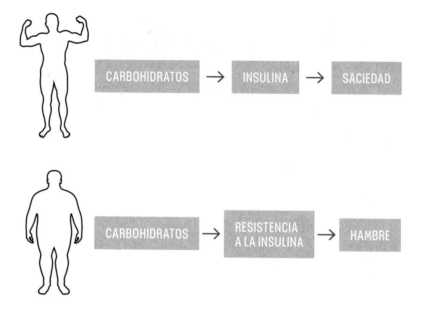

CARBOHIDRATOS → INSULINA → SACIEDAD

CARBOHIDRATOS → RESISTENCIA A LA INSULINA → HAMBRE

Figura 17: Efecto saciante de la insulina en función de si hay resistencia a la insulina o no.

¿LA INSULINA PROVOCA ANSIEDAD O DEPRESIÓN?

Respecto a la relación entre la elevación de la insulina con problemas psicológicos como la ansiedad, un estudio investigó la posible asociación entre la respuesta de insulina después de comer diferentes alimentos con determinados trastornos psicológicos. La conclusión fue que no hay ninguna relación entre el índice de insulina dietética y la carga de insulina con la ansiedad y la depresión. Incluso se observó una tendencia a lo contrario, es decir, a una disminución de los problemas de ansiedad (Darand *et al.*, 2022).

De hecho, cuando sí se observa relación entre la insulina y la ansiedad o la depresión es precisamente cuando la insulina no funciona bien, es decir, una vez más, cuando surge la resistencia a la insulina, que ya he mencionado y que explicaré en breve. Algunos estudios muestran que la resistencia a la insulina se asocia a una peor salud mental (Watson *et al.*, 2021).

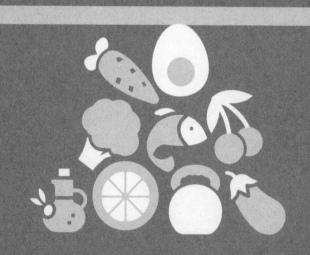

CUANDO ALGO NO VA BIEN

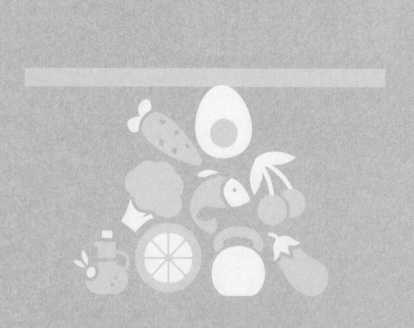

Ya conoces a los protagonistas de esta historia: los carbohidratos, la glucosa en sangre y la insulina. Sabes que ellos no son peligrosos de por sí ni están aquí para jodernos la vida. Los carbohidratos no son los responsables de que engordemos o enfermemos. Tampoco la glucosa en sangre o la insulina lo son. De hecho, sin glucosa o sin insulina no podríamos vivir. Sin embargo, los culpamos a los tres de todos nuestros males metabólicos, cuando no son más que los cabezas de turco de aquellos factores que realmente nos generan problemas de salud y de sobrepeso: el exceso de ingesta calórica, el abuso de alimentos ultraprocesados y el sedentarismo, junto a otros elementos como el estrés crónico, la lipodistribución o la genética, que veremos más adelante.

Lo que nos perjudica es el abuso, un estilo de vida poco saludable o la desregulación o alteración del entorno metabólico y hormonal interno. En los próximos capítulos explicaré con más detalle cuáles son los principales problemas que pueden surgir cuando nuestros protagonistas se ven alterados, y, después, qué podemos hacer y cómo debemos proceder para evitarlos, prevenir el deterioro de la salud y mantenernos delgados.

Empezaré por adentrarme un poco más en los efectos de la resistencia a la insulina en las personas que la sufren, y te darás cuenta de que muchos de los consejos que has oído sobre nutrición, salud y pérdida de peso se basan en observaciones y estudios hechos en personas con resistencia a la insulina, de modo que no son adecuados para personas sanas. Luego hablaré de cómo se genera la prediabetes o la diabetes tipo 2, y por último le dedicaré un capítulo a los famosos picos de glucosa.

5. LA RESISTENCIA A LA INSULINA

Cómo he comentado antes, la resistencia a la insulina se produce cuando las células no responden bien a esta hormona y no pueden absorber la glucosa de la sangre fácilmente. Como resultado, el páncreas produce más insulina para ayudar a que la glucosa entre en las células. Mientras el páncreas pueda producir suficiente insulina para contrarrestar la débil respuesta de las células, los niveles de glucosa en la sangre se mantendrán en un rango saludable, pero ese exceso de insulina constante es perjudicial para el organismo. A este desarreglo lo llamamos «hiperinsulinemia».

Por lo tanto, el problema no es la insulina en sí misma, una hormona fundamental para regular los niveles de glucosa en sangre sin la cual no podríamos vivir. El problema es la resistencia a ella, que hace, entre otras cosas, que los niveles de insulina en sangre sean mucho más elevados de lo normal. Cuando llevamos un estilo de vida poco saludable, comemos demasiados ultraprocesados, tenemos un exceso de grasa corporal, somos sedentarios o sufrimos estrés crónico surge la resistencia a la insulina.

Hablamos de **RESISTENCIA A LA INSULINA** cuando esta hormona no puede hacer bien su trabajo. Y hablamos de **SENSIBILIDAD A LA INSULINA** cuando esta hormona funciona muy bien y con una poca cantidad basta para que cumpla sus funciones.

La resistencia a la insulina se correlaciona con muchas enfermedades, como la diabetes tipo 2, la enfermedad cardiovascular, algunos tipos de cáncer o el alzhéimer y otros trastornos neurodegenerativos. Aun así, la responsabilidad no es de la insulina en sí misma, sino del mal funcionamiento de esta inducido por un mal estilo de vida.

Cuando una persona sufre resistencia a la insulina tiene menos capacidad de almacenar glucosa en su organismo y, por consiguiente, menos tolerancia a la ingesta de carbohidratos. Es obvio, pues si la insulina no funciona bien, los carbohidratos consumidos no se pueden almacenar en los músculos en forma de glucógeno. Por lo tanto la glucosa irá a parar al hígado. Pero el hígado solo es capaz de albergar un poco de glucógeno. El exceso de glucosa se convertirá en grasa, y esta grasa se almacenará, formará colesterol o se acumulará en las arterias, el páncreas y otros órganos, provocando patologías a largo plazo. Además, si se mantiene la resistencia a la insulina y no hacemos nada para remediarla, terminaremos teniendo niveles de glucosa en sangre demasiado altos de manera permanente, y esto, sin duda, supone un problema de salud grave que aumenta el riesgo de padecer enfermedades cardiovasculares y diabetes tipo 2, entre otras.

¿POR QUÉ APARECE LA RESISTENCIA A LA INSULINA?

Aunque por inercia achacamos a los carbohidratos la causa de la resistencia a la insulina, la realidad no es así. Existen varios factores que contribuyen a que aparezca la resistencia a la insulina. Veamos cuáles son los principales:

SEDENTARISMO: La menor capacidad del músculo para almacenar glucógeno disminuye la captación de glucosa por parte de este. Si eres una persona físicamente activa, es decir, realizas cierta actividad física o haces ejercicio, la mayor parte de la glucosa que adquieres de los carbohidratos de tu dieta tiene dos destinos:

- Servir de fuente de energía para los propios músculos, el cerebro y demás tejidos demandantes de glucosa, es decir, la glucosa «se quema».
- Almacenarse dentro de los músculos y del hígado para cuando haga falta. Si haces ejercicio, continuamente vas gastando glucosa y necesitando la que tienes almacenada, por lo que vas dejando espacio en tus reservas para guardar más.

Por lo tanto, si eres físicamente activo, no tendrás problemas con la gestión de glucosa y podrás mantener una buena salud metabólica. Sin embargo, si eres una persona sedentaria o físicamente inactiva, tus reservas de glucógeno estarán llenas y no admitirán más. Tendrás un excedente de glucosa que no sabrá dónde ir. Pero nuestro cuerpo no desaprovecha esta glucosa, ni se le ocurre tirarla. El organismo tiene mecanismos excelentes para guardarlo todo, igual que las abuelas, y convierte el excedente de glucosa en grasa, como ya expliqué anteriormente. La glucosa se transforma en grasa en el hígado y puede almacenarse en este órgano o dirigirse a otros órganos o tejidos, como el tejido muscular o el tejido graso, donde también será guardada en forma de grasa.

La relación entre el sedentarismo y la resistencia a la insulina es tal que algunos estudios recientes muestran que el tiempo que las personas pasan sentadas al día es un buen predictor de la aparición de resistencia a la insulina en la población (Parker *et al.*, 2023).

SOBREINGESTA DE CALORÍAS: El exceso de calorías en la dieta sostenido en el tiempo, independientemente de los nutrientes de donde provengan dichas calorías, favorece la acumulación de grasa en tejidos y órganos. Esto significa que engordamos y que aumenta el riesgo de padecer alteraciones metabólicas como la resistencia a la insulina.

EXCESO DE GRASA CORPORAL: El sedentarismo y la sobreingesta crónica de calorías nos lleva a acumular grasa corporal. El sobrepeso, la obesidad y la acumulación de grasa en tejidos como el hígado o los músculos produce directamente resistencia a la insulina. Ahora bien, aunque el sobrepeso y la obesidad estén estrechamente vinculados a la resistencia a la insulina, numerosos estudios han demostrado que no solo influye la cantidad total de grasa corporal que acumulemos, sino el lugar del cuerpo donde esté ubicado este exceso de grasa. Es decir, la parte del cuerpo donde acumulemos la grasa es determinante para nuestra salud. La distribución de la grasa corporal en el cuerpo se denomina «lipodistribución». A grandes rasgos, podemos distinguir tres tipos de grasa según el lugar del organismo donde se deposita: grasa subcutánea, grasa visceral y grasa ectópica.

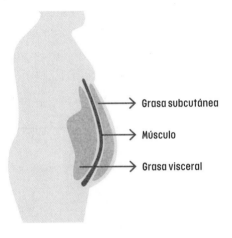

Figura 18: Diferencia entre grasa subcutánea y grasa visceral.

- **Grasa subcutánea:** Se encuentra bajo la piel y es el principal tipo de grasa acumulada. En los hombres se acumula principalmente en el tronco y la zona media, mientras que en las mujeres la mayor parte se encuentra en caderas y glúteos. Una clase de grasa subcutánea es la grasa abdominal, que es la que notas si pellizcas el exceso de tejido que se aglomera en la zona media del cuerpo (abdomen).
- **Grasa visceral:** La grasa visceral es un depósito de grasa formado en el interior del abdomen, alrededor de los órganos internos, por lo que no se ve a simple vista.

Mientras que la grasa subcutánea plantea problemas estéticos, la grasa visceral está relacionada con problemas de salud mucho más peligrosos, entre ellos la resistencia a la insulina, las enfermedades cardiovasculares o la diabetes tipo 2. Ya en 1956, se determinó el fenotipo de obesidad central (androide) y su asociación con diabetes, aterosclerosis, gota y enfermedad por cálculos de ácido úrico (Vague, 1956).

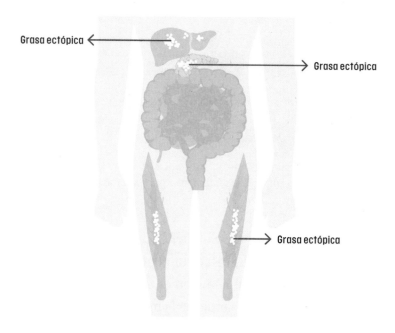

Grasa ectópica

Grasa ectópica

Grasa ectópica

Figura 19: Grasa ectópica acumulada en diferentes tejidos no adiposos.

- **Grasa ectópica:** En determinados contextos (sedentarismo, mala alimentación, obesidad, etcétera) la grasa puede depositarse en zonas o tejidos no preparados para su acopio (ectópicos), lo que provoca daño y disfunción en estos tejidos. Este tipo de grasa tampoco se ve a simple vista. La acumulación de grasa en el hígado, el páncreas o los músculos es un fuerte predictor de la resistencia a la insulina y la diabetes tipo 2.

La acumulación de grasa bajo la piel, aunque estéticamente no nos gusta porque es la que se ve a simple vista, es la forma menos dañina de almacenar grasa. En cambio, la grasa visceral y la depositada en otros tejidos no grasos son en gran parte las responsables de la resistencia a la insulina y la diabetes tipo 2. Puede ocurrir incluso que algunas personas sin exceso de grasa corporal total y que mantienen un peso normal tengan un exceso de grasa visceral o ectópica que no se ve a simple vista y desarrollen por ello resistencia a la insulina, aunque no sufran sobrepeso u obesidad aparente. Algunos estudios muestran que la acumulación de grasa ectópica, sobre todo en hígado, páncreas y músculos, puede provocar una resistencia a la insulina más grave, incluso en ausencia de grasa visceral (Mann y Savage, 2019). De hecho, la grasa ectópica predice mucho mejor la resistencia a la insulina que la cantidad de grasa visceral (Fabbrini *et al.*, 2009; Krssak *et al.*, 1999; Lee *et al.*, 2022).

EL CÍRCULO VICIOSO: La propia resistencia a la insulina retroalimenta y empeora todo este proceso. Lo que quiero decir es que, si bien la resistencia a la insulina es generada por el sedentarismo, la sobreingesta energética y las consecuencias de ambos factores en la composición corporal (más grasa y menos músculo), una vez que aparece la resistencia a la insulina empeora el estado metabólico. Por ejemplo, una vez haya resistencia a la insulina, los músculos verán disminuida aún más su capacidad de almacenar glucosa. Por otro lado, el hígado expulsará más glucosa desde su interior hacia fuera, de modo que aumentará todavía más el nivel de glucosa en sangre (Roberts *et al.*, 2013). En el tejido adiposo (más conocido como grasa corporal), la resistencia a la insulina hará que las células que almacenan la grasa, los adipocitos, liberen más grasa en la sangre, provocando un aumento del contenido de grasa en la sangre que directamente puede acumularse en las arterias o infiltrarse en órganos y tejidos como el hígado, el páncreas o los músculos, causando a su vez más resistencia a la insulina, entre otros perjuicios. Como ves, se trata de un círculo vicioso que se retroalimenta y se va agrandando y empeorando cada vez más.

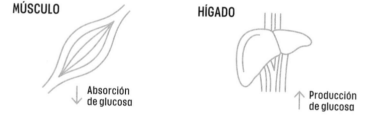

Figura 20: En una persona que sufre resistencia a la insulina, no solo se verá mermada la capacidad del músculo para absorber glucosa, sino que el hígado aumentará la producción de glucosa y la liberará en la sangre, haciendo que esta aumente aún más.

Estos cuatro factores son los grandes responsables de que se genere resistencia a la insulina. Sin embargo, gran parte de la población culpa a los carbohidratos de ello, e incluso de que aparezca la diabetes tipo 2. En efecto, los carbohidratos no solo son acusados de hacernos engordar, sino también de enfermarnos. Veamos si es correcta esta afirmación.

¿SON LOS CARBOHIDRATOS LOS (ÚNICOS) CULPABLES DE LA RESISTENCIA A LA INSULINA?

Debido a que las personas con sobrepeso u obesidad suelen tener resistencia a la insulina y, por lo tanto, presentan poca tolerancia a la ingesta de carbohidratos, se ha extendido el mito de que los carbohidratos son malos en sí mismos, nos hacen engordar y nos provocan enfermedades. Existe mucha confusión al respecto, pero ten claro lo siguiente:

> Hemos culpado a los carbohidratos (incluso al azúcar) del daño que han hecho el sedentarismo y la opulencia en la sociedad.

La sobrealimentación crónica, sea rica en carbohidratos o no, conlleva resistencia a la insulina por sí misma. El primer estudio en demostrarlo, publicado en 2008, concluyó que la resistencia a la insulina se desarrolla en una dieta hipercalórica, tanto si es rica en carbohidratos como si no, y sin que todavía haya aumento del peso (Erdmann *et al.*, 2008). Solo el mero hecho de comer más de lo que gastas de manera habitual y sostenida en el tiempo puede desarrollar resistencia a la insulina, sobre todo si eres sedentario, aunque no aumentes de peso. Si, además, mantienes la sobreingesta de calorías en el tiempo, terminarás aumentando tu grasa corporal. Y ya sabemos que el exceso de grasa corporal, sobre todo si es grasa visceral y ectópica, es la principal causa de la aparición de la resistencia a la insulina (Bray y Bouchard, 2020). Otras causas son el estrés crónico o la falta de sueño. Se trata de un trastorno multifactorial, de modo que los carbohidratos por sí solos mismos no generarán resistencia a la insulina. El hecho de estar en superávit calórico de forma continuada, comamos carbohidratos o no, aumentará la grasa corporal y provocará resistencia a la insulina a largo plazo (Taylor, 2019).

 Hipócrates, médico de la Antigua Grecia, ya afirmó que es perjudicial para la salud ingerir más alimentos de los necesarios para conservar la propia constitución corporal y no contrarrestar tales excesos realizando ejercicio físico.

Ahora bien, es preciso aclarar un punto: una vez que la resistencia a la insulina se instaura en el cuerpo, sí que es recomendable reducir la ingesta de carbohidratos (al menos temporalmente) para vaciar de glucosa los músculos y dejar espacio en los almacenes. De esta forma, en poco tiempo se revierte la situación. De cómo debemos comer para controlar la glucosa en sangre y prevenir o revertir la resistencia a la insulina hablaré más adelante, pero ahora veamos qué le ocurre a una persona con resistencia a la insulina cuando come carbohidratos en exceso.

> Que una dieta baja en carbohidratos sea adecuada para tratar la resistencia a la insulina o la diabetes tipo 2 no implica que estos hayan sido los que han provocado esta situación.

EFECTOS DEL EXCESO DE CARBOHIDRATOS EN PERSONAS CON RESISTENCIA A LA INSULINA

Ya está claro que los factores que desencadenan la resistencia a la insulina tienen poco o nada que ver con la ingesta de carbohidratos. Ahora bien, en cuanto una persona tiene instaurada dicha resistencia a la insulina en el organismo, tolerará menos la ingesta de carbohidratos. Me explico. Como sabes, en las personas que tienen resistencia a la insulina, dicha hormona no funciona correctamente y no puede introducir la glucosa de la sangre en el interior de las células. Esto significa que los carbohidratos que comen estas personas no pueden almacenarse como glucógeno en las células musculares, lo cual es un problema porque esos carbohidratos (glucosa) tampoco pueden quedarse en la sangre, porque los niveles de glucosa en sangre deben estar regulados y mantener un equilibrio.

La mayor parte de la glucosa irá al hígado para convertirse en grasa. ¿Recuerdas la lipogénesis *de novo* que expliqué en capítulos anteriores? Pues bien, aunque este proceso es poco relevante en sujetos delgados y sanos, cobra importancia en personas que tienen resistencia a la insulina, ya que al no poder almacenar carbohidratos como glucógeno, gran parte de la glucosa se convertirá en grasa. Sí, cuando tenemos resistencia a la insulina, el exceso de carbohidratos de la dieta se almacena como grasa. Y esta grasa puede tener múltiples destinos:

- El hígado puede convertir los carbohidratos procedentes de la dieta en triglicéridos y empaquetarlos en unas partículas de colesterol «malo» llamadas VLDL y

LDL. Por este motivo, entre otros, la resistencia a la insulina está vinculada a las enfermedades cardiovasculares.

- Otra parte de la grasa creada a partir de glucosa en el hígado podrá acumularse en diferentes tejidos, como el propio hígado, las reservas de tejido graso, las arterias, el corazón e incluso los músculos, provocando serios problemas de salud, entre ellos, hígado graso, ateroesclerosis o diabetes tipo 2.

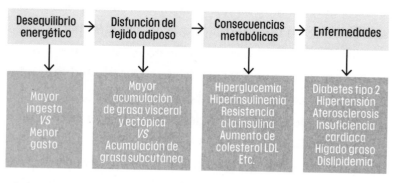

Figura 21: Esquema simplificado de la vinculación entre el balance energético, la lipodistribución y las enfermedades metabólicas.

En resumen, en el proceso de aparición de la resistencia a la insulina podemos destacar los siguientes puntos:

1. La ingesta de más calorías de las que se gastan, a largo plazo, se almacena en forma de grasa en el tejido adiposo y en última instancia en órganos y tejidos como los músculos y el hígado, causando resistencia a la insulina directamente (Perreault *et al.*, 2018).

2. El exceso de grasas dietéticas —las que ingerimos con los alimentos—, en este contexto de sobreingesta energética o sedentarismo, se almacenan directamente como grasa. Muchas personas se centran solo en la conversión de carbohidratos en grasas, pero se olvidan de que las grasas ya de por sí son grasas, sin tener que convertirse en nada. Las grasas de la dieta, en exceso, pueden generar resistencia a la insulina, ya que se infiltran y se acumulan en tejidos como los músculos o el hígado (Sachs *et al.*, 2019). Es más, algunas grasas saturadas, y también las grasas trans,[1] pueden generar resistencia a la insulina si se abusa de ellas (Estadella *et al.*, 2013).

3. Si eres sedentario o sedentaria o no te mueves lo suficiente, la ingesta excesiva de carbohidratos se convierte en grasa mediante el proceso de lipogénesis *de novo*. Por lo tanto, las personas con resistencia a la insulina acumularán grasa más fácilmente que otras debido a los niveles más altos de insulina en sangre (Saponaro *et al.*, 2015; Wondmkun, 2020).

4. El exceso de grasa corporal hará que las células del tejido graso liberen grasas desde su interior a la sangre.

---

1. Presta especial atención al contenido de grasas saturadas y grasas trans de los alimentos. Estas últimas, que también pueden aparecer con el nombre de «grasa parcialmente hidrogenada», son las más perjudiciales para la salud. Son de origen vegetal, lo que puede confundirnos y hacernos creer que son saludables. Igual pasa con el aceite de palma, que pese a ser de origen vegetal no es muy recomendable. Cuando en la etiqueta pone «aceite vegetal», rara vez se trata de aceite de oliva virgen extra o aceite de coco.

Ocurre que cuando las células que almacenan grasa están repletas no quieren seguir almacenando más, por lo que comienzan a soltar la grasa que contienen a la sangre. Este proceso se llama «lipólisis». Las grasas liberadas por las células, junto con el exceso de grasa ingerida con los alimentos, se acumularán en otros tejidos, provocando resistencia a la insulina y otros perjuicios para la salud (Qatanani y Lazar, 2007; Eckardt *et al.*, 2011).

DE LA RESISTENCIA A LA INSULINA A LA HIPERGLUCEMIA

Hemos visto que uno de los problemas que tienen las personas con resistencia a la insulina es que toleran menos la ingesta de carbohidratos y en su organismo la conversión de glucosa en grasa y colesterol es mayor. La otra consecuencia de tener resistencia a la insulina es que al organismo le cuesta mucho más mantener estables los niveles de glucosa en sangre. Con el tiempo, si se mantiene la resistencia a la insulina, el organismo puede verse incapaz de mantener a raya la glucosa en sangre, y esta puede empezar a elevarse. Esta afección se denomina «hiperglucemia». Oh, oh, aquí empiezan los problemas serios.

¿POR QUÉ TENER LA GLUCOSA EN SANGRE ELEVADA ES MALO PARA LA SALUD?

La razón por la que nos preocupa que el nivel de azúcar en la sangre sea demasiado alto es que, por encima de cierto nivel, puede causar daño al organismo. De hecho, la glucosa alta es una de las bases de la mayoría de las enfermedades típicas del siglo XXI.

Las complicaciones para la salud derivadas de tener alto el nivel de glucosa en sangre son de dos tipos:

- **Enfermedad macrovascular** (como enfermedad cardiaca o accidente cerebrovascular).
- **Enfermedad microvascular** (como la retinopatía, o daño a los ojos, y la neuropatía, o daño a los nervios).

En un intento del organismo de reducir la glucosa elevada en sangre, el páncreas secreta más y más insulina, provocando la famosa resistencia a la insulina. Una vez se instaura la resistencia a la insulina, con el paso del tiempo, la glucosa en sangre ya no se puede controlar y empieza a dar la cara. Comienza la hiperglucemia. Esto acarrea una serie de consecuencias negativas para el organismo y es la base patológica de la gran mayoría de las enfermedades típicas del siglo XXI, como las enfermedades cardiovasculares, la obesidad, la diabetes tipo 2, el cáncer o el alzhéimer.

¿CÓMO SABEMOS SI NUESTRA GLUCEMIA EN SANGRE ES CORRECTA?

Para establecer valores de referencia de la glucosa en sangre y poder identificar problemas de salud, hace décadas se determinaron unos límites de diagnóstico, unos puntos de corte que indican si el nivel de glucosa en sangre está bien y, por lo tanto, gozamos de buena salud metabólica o si, por el contrario, tenemos un problema. Para saber si la glucosa en sangre es la correcta, se hacen dos pruebas:

1. Medir la glucosa en ayunas.
2. Medir la glucosa después de ingerir carbohidratos. La prueba de tolerancia oral a la glucosa consiste en medir la glucosa en sangre a un sujeto antes de darle 75 gramos de azúcar con agua (unas 15 cucharaditas de azúcar) y medirla de nuevo dos horas después.

Si en alguna de estas dos pruebas, o en las dos, la glucosa en sangre sale demasiado elevada, seguramente nos diagnosticarán prediabetes o diabetes tipo 2. Los valores de glucosa en sangre que llevan a diagnosticar estas patologías, según la Asociación Estadounidense de Diabetes, son los siguientes:

	TOLERANCIA NORMAL A LA GLUCOSA	PREDIABETES	DIABETES TIPO 2
Glucosa en sangre ayunas (mg/dl)	<100	100 hasta <126	≧ 126
Glucosa en sangre a las 2 h de ingerir 75 g de azúcar (mg/dl)	<140	140 hasta <200	≧ 200

Figura 22: Valores estándar de glucosa en sangre en ayunas y tras la prueba de tolerancia oral a la glucosa para el diagnóstico de la prediabetes y la diabetes tipo 2 (Gavin *et al.*, 1997).

Así pues, podemos considerar que tenemos una tolerancia normal a la glucosa si nuestro nivel de glucosa en sangre es inferior a 100 mg/dl en ayunas o inferior a 140 mg/dl a las dos horas de haber consumido 75 gramos de azúcar.

Pero estas no son las únicas pruebas que se hacen para saber si el metabolismo de la glucosa funciona correctamente. Existe otro valor que indica si el azúcar en sangre está tan alto que puede empezar a causar problemas serios de salud. Se trata del de la hemoglobina glicosilada. Quizá este nombre no te suene de nada, pero seguro que a partir de ahora te fijarás en estas siglas cuando el médico te haga un análisis de sangre: HbA1c. Se refieren a la hemoglobina glicosilada.

La **HEMOGLOBINA** es una proteína que transporta oxígeno dentro de los glóbulos rojos. La glucosa, que también circula por la sangre, se adhiere a la hemoglobina. Cuando la hemoglobina se une a la glucosa se le denomina «hemoglobina glicosilada». La prueba de la hemoglobina glicosilada se basa en la medición de la cantidad de glucosa adherida a los glóbulos rojos, y su resultado se expresa en porcentaje.

El valor de HbA1c refleja el grado de exposición de los tejidos a la glucosa durante un largo periodo de tiempo. Dicho valor puede indicar lo siguiente:

- Igual o superior al 6,5 % => diabetes
- Entre 5,7 % y 6,4 % => prediabetes
- Menos del 5,7 % => tolerancia normal a la glucosa

	TOLERANCIA NORMAL A LA GLUCOSA	PREDIABETES	DIABETES TIPO 2
Glucosa en sangre en ayunas (mg/dl)	<100	100 hasta <126	≧ 126
Glucosa en sangre a las 2 h de ingerir 75 g de azúcar (mg/dl)	<140	140 hasta <200	≧ 200
HbA1c (%)	<5,7	5,7 hasta <6,5	≧ 6,5

Figura 23: Valores estándar de la hemoglobina glicosilada (HbA1c) para el diagnóstico de la prediabetes y la diabetes tipo 2 (Gavin *et al.*, 1997).

Aunque el azúcar en sangre se regula a la perfección, son muchos los factores que pueden afectar a este proceso. Por eso muchas veces estas pruebas no son demasiado concluyentes, en parte porque tienden a variar un poco de una medición a otra. Podría ser, por ejemplo, que el valor de la hemoglobina glicosilada (HbA1c) sugiriese la existencia de diabetes, y que al mismo tiempo la glucosa en ayunas o después de haber ingerido 75 gramos de glucosa estuviera en el límite, pero dentro del rango normal. En esos casos, el médico probablemente volvería a realizar las pruebas un poco más tarde.

EL RANGO ÓPTIMO DE GLUCOSA EN SANGRE

Por lo general, en ayunas, la concentración normal de glucosa en sangre está en el rango de entre 70 y 100 mg/dl. Por lo tanto, podemos considerar que tenemos una tolerancia normal a la glucosa si nuestro nivel de glucosa en sangre es inferior a 100 mg/dl en ayunas. Sin embargo, una de las cuestiones que se investiga hoy en día es si mantener un valor más bajo dentro del rango saludable de entre 70 a 100 mg/dl puede conferir algún beneficio extra para la salud. La verdad es que no hay mucha evidencia que avale esta teoría. En un estudio que hizo un seguimiento de los sujetos durante veintidós años se encontró que la tasa de mortalidad por enfermedades cardiovasculares de las personas que en ayunas tenían la glucosa en sangre por encima de 85 mg/dl era significativamente más alta que la de las personas que tenían la glucosa más baja (Bjørnholt *et al.*, 1999). Otro estudio más reciente concluye algo similar (Bermingham *et al.*, 2022). Por otro lado, un nuevo estudio observacional asoció los niveles de glucosa en sangre más altos, pero dentro del rango normal, con problemas microvasculares como retinopatías, enfermedad renal, infarto o neuropatías (Emanuelsson *et al.*, 2020). Aun así, no se puede establecer una causalidad directa. Puede que sea una correlación, es decir, que quienes tenían la glucosa más alta tuviesen también un peor estilo de vida u otros factores que los llevaron a esa enfermedad cardiovascular.

En definitiva, no está claro si un nivel de glucosa algo más bajo del máximo tolerable confiere una ventaja en términos de salud. Se necesitan más estudios para precisarlo. Quizá dentro de unos años se confirme esta hipótesis y se recomiende reducir aún más el nivel de glucosa en sangre, mientras tanto, no es necesario obsesionarse con ello si se tiene dentro del rango normal.

> Si tu nivel de glucosa en ayunas supera
> los 95 o los 100 mg/dl de manera habitual, sí que
> te sugiero que tomes medidas antes de que sea
> demasiado tarde y aparezcan otras complicaciones
> de salud, como por ejemplo la prediabetes
> o la diabetes tipo 2.

¿POR QUÉ NOS PREOCUPA LA RESISTENCIA A LA INSULINA?

Ahora bien, ¿y si te digo que puedes tener problemas con la insulina años antes de que aparezcan alteraciones en el nivel de glucosa en tus análisis de sangre?

Pues así es. Te pondré un ejemplo de dos personas ficticias: Carlos y Nerea. Imagínate que Carlos y Nerea quieren comprobar cómo está su salud metabólica y deciden hacerse la prueba de tolerancia oral a la glucosa, que, como sabes, consiste en medir la glucosa en sangre antes y después de tomar 75 gramos de azúcar con agua (unas 15 cucharaditas de azúcar). Verás el resultado gráfico de las pruebas en la página siguiente.

Como muestra la figura 24, en ambos casos la glucosa en ayunas está por debajo de los 100 mg/dl, y a las dos horas de ingerir 75 gramos de glucosa, por debajo de los 140 mg/dl.

O sea, Carlos y Nerea tienen una tolerancia a la glucosa perfectamente normal. No presentan ningún signo de prediabetes. Los dos están felices por el resultado de su prueba y se van a una pizzería a celebrarlo con sus amigos.

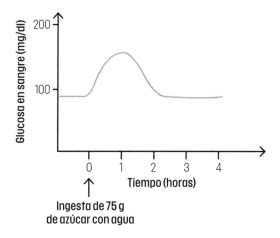

Glucosa de CARLOS

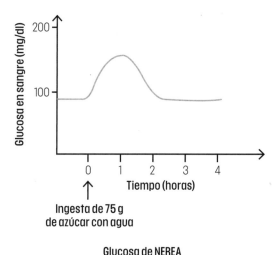

Glucosa de NEREA

Figura 24: Ejemplo de resultado similar de dos personas diferentes tras someterse a la prueba de tolerancia oral a la glucosa.

Sin embargo, si también analizamos cuánto se ha elevado la insulina tanto en Carlos como en Nerea al hacer la prueba, observamos lo siguiente:

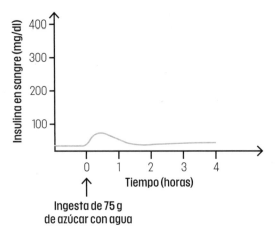

Insulina de CARLOS

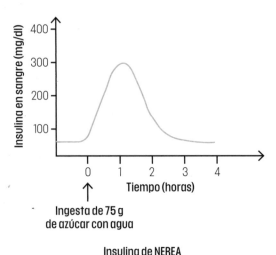

Insulina de NEREA

Figura 25: Ejemplo de la elevación de la insulina en dos personas diferentes tras someterse a la prueba de tolerancia oral a la glucosa con resultados similares.

¿Qué ha pasado, entonces? Carlos y Nerea han consumido exactamente la misma cantidad de glucosa y los dos han mantenido los niveles de glucosa en la sangre dentro del rango normal, de manera que están sanísimos. Sin embargo, como vemos en la imagen de arriba, Nerea necesita mucha más insulina para mantener los niveles de glucosa en sangre dentro del rango normal. Esto significa que Nerea es más resistente a la insulina que Carlos. Podemos decir que los tejidos de Nerea se han vuelto resistentes a la insulina y, por consiguiente, requieren mucha más insulina para eliminar la glucosa de la sangre.

Para entender por qué ocurre esto repasaremos rápidamente lo aprendido hasta ahora: cuando, debido a un estilo de vida poco saludable, una mala alimentación y la falta de actividad física, las glucemias en sangre se elevan o se mantienen altas demasiado tiempo, el páncreas se ve obligado a trabajar como un loco secretando insulina para regular y reducir este nivel alto de glucosa en sangre.

Ahora bien, llega un punto en el que las células donde se guarda la glucosa ya no pueden almacenar más, pero, claro, la glucosa en la sangre debe bajar. Mantenerla alta es tóxico, por lo que el páncreas sigue segregando insulina. Esta circunstancia se llama «hiperinsulinemia», pues los niveles de insulina están permanentemente altos. De todas formas, aunque la insulina esté elevada, no puede hacer su trabajo porque no tiene receptores a los que unirse. En este momento ya hay resistencia a la insulina. Y como la insulina no puede trabajar bien, la glucosa en sangre empieza a elevarse, situación que denominamos «hiperglucemia».

Vale, hasta aquí es lo que he explicado en los capítulos anteriores, pero aún hay más. Si la insulina ya no puede controlar los niveles de glucosa en sangre y esta sube y se mantiene alta día tras día, entramos en una patología denominada «prediabetes». Si la prediabetes perdura en el tiempo, terminaremos desarrollando diabetes tipo 2.

Resistencia a la insulina → Prediabetes → Diabetes tipo 2

Un hecho importante es que la resistencia a la insulina no solo es preocupante porque pueda generar prediabetes o diabetes tipo 2. La resistencia a la insulina se considera el principal impulsor de muchas enfermedades modernas, incluido el síndrome metabólico, la enfermedad del hígado graso no alcohólico, la aterosclerosis e incluso el cáncer (Lee *et al.*, 2022). Por ejemplo, en un estudio reciente se demostró que muchos pacientes con varios tipos de cáncer diferentes eran marcadamente resistentes a la insulina (Màrmol *et al.*, 2023).

En consecuencia, detectar y revertir la resistencia a la insulina a tiempo es fundamental, por los motivos expuestos. Sin embargo, la resistencia a la insulina al principio no aparece en los análisis. Como hemos visto, aunque exista resistencia a la insulina, el páncreas lo compensa secretando más insulina. Debido a este aumento de la insulina, los niveles de glucosa en sangre pueden parecer normales en los análisis de sangre de rutina. Esta es la razón por la que los análisis de sangre habituales a veces pasan una década o más sin revelar la presencia de la resistencia a la insulina. Sí, lo has leído bien: puedes estar diez o quince años sufriendo resistencia a la insulina sin que aparezca ninguna alteración en los análisis.

Si sospechas que puedes tener resistencia a la insulina, habla con tu médico y solicita las pruebas de HOMA-IR.

HOMA-IR es un índice que se utiliza para evaluar la resistencia a la insulina. Se calcula a partir de los niveles de glucosa y de insulina en la sangre en ayunas. Un valor alto de HOMA-IR indica una mayor resistencia a la insulina, mientras que un valor bajo indica una menor resistencia a la insulina. En general, un valor de HOMA-IR de menos de 2,9 se considera normal, mientras que un valor superior a 2,9 puede señalar que existe resistencia a la insulina y un mayor riesgo de padecer problemas de salud relacionados con la diabetes (Nichols *et al.*, 2008).

Debes saber que cuando se diagnostica prediabetes o diabetes tipo 2, el problema lleva gestándose años o décadas. Es más, una persona puede morir por cualquier otra causa teniendo resistencia a la insulina, pero jamás desarrollar prediabetes o diabetes tipo 2. Sin embargo, si vive lo suficiente y no hace nada para revertir la resistencia a la insulina, después de sobrecargar el páncreas durante años, haciéndole producir más y más insulina, las células beta, que son las encargadas de secretarla, pueden agotarse. Una vez que estas células beta dejan de funcionar, es posible que nunca se recuperen. Esa es la razón por la que algunas personas con diabetes tipo 2 requieren inyecciones de insulina.

Por si no tienes muy claro qué son la prediabetes y la diabetes tipo 2, en el siguiente capítulo explicaré brevemente en qué consisten, pues estas patologías presentan una gran prevalencia en la sociedad y son la base de muchas otras enfermedades.

6. PREDIABETES Y DIABETES TIPO 2

La prediabetes y la diabetes tipo 2 son patologías relacionadas entre sí y con la resistencia a la insulina. Para que se entienda bien, podemos decir que la resistencia a la insulina mantenida en el tiempo puede llevar a la prediabetes, y esta, si no se le pone remedio y persiste, puede ocasionar en última instancia diabetes tipo 2. Es decir, hablamos de patologías que derivan una de la otra y que a veces tardan años en dar la cara. Vamos a ver con más detalle cómo se desarrolla el proceso porque es importante frenarlo lo antes posible para no llegar a casos difíciles de revertir.

DE LA PREDIABETES A LA DIABETES TIPO 2

La prediabetes aparece cuando la glucosa en la sangre es más abundante de lo normal, es decir, cuando hay hiperglucemia, pero no está tan alta que llegue a traspasar el umbral del diagnóstico de diabetes tipo 2. Los términos «glucosa en ayunas alterada», «glucosa en ayunas elevada» y «tolerancia a la glucosa alterada» también se refieren a la prediabetes. Recuerda que existen tres pruebas para saber si tenemos prediabetes o diabetes tipo 2. El médico puede hacerte una o dos, y si los valores de la glucosa salen alterados, hacerte la tercera para confirmar el resultado. Estos son los puntos de corte que determinan la prediabetes:

- Glucosa en sangre en ayunas entre 110 y 124 mg/dl.
- Glucosa de dos horas[1] (medida dos horas después de tomar 75 gramos de glucosa en condiciones estandarizadas) de entre 140 y 198 mg/dl.
- HbA1c entre 5,7 y 6,4 %.

¿POR QUÉ NOS PREOCUPAMOS POR LA PREDIABETES?

Según la International Diabetes Federation, se calcula que unos 541 millones de personas en el mundo tienen prediabetes. Es una barbaridad. La prediabetes es preocupante no solo porque puede asociarse a problemas de salud, sino también porque a veces indica que una persona tiene un alto riesgo de desarrollar diabetes tipo 2 en un futuro cercano. Además, hay alguna evidencia de que muchas de las complicaciones de la diabetes tipo 2 (como la enfermedad cardiovascular, la enfermedad renal, etcétera) se dan también con la

---

1. Ojo, se trata de una prueba médica realizada con esta cantidad exacta de azúcar y justo dos horas después de tomarla, no media hora ni una hora después. Es un caso distinto el de mucha gente que se mide la glucosa en sangre después de una comida y se asusta si ve 180 mg/dl al poco de comer gran cantidad de carbohidratos. De esto hablaré más adelante.

prediabetes. En otras palabras, no es necesario tener diabetes tipo 2 para desarrollar algunas de las complicaciones de la diabetes.

Vale la pena tener en cuenta que el riesgo de desarrollar diabetes tipo 2 aumenta a medida que envejecemos. Probablemente porque la función de las células beta del páncreas, las células que secretan insulina, va disminuyendo a medida que cumplimos años.

Mantener una prediabetes en el tiempo incrementa exponencialmente el riesgo de desarrollar diabetes tipo 2. La relación entre tener prediabetes y el riesgo de desarrollar diabetes tipo 2 también varía según otros factores aparte de la edad, como los antecedentes familiares de diabetes, la grasa corporal, el tejido muscular o el estilo de vida.

¿QUÉ ES LA DIABETES TIPO 2?

La diabetes tipo 2 es un trastorno en el que el nivel de glucosa en sangre es demasiado alto. Es decir, se llega a un punto en que al organismo le resulta imposible mantener controlado el nivel de glucosa en sangre y este permanece elevado constantemente, provocando daños graves a nivel sistémico. Las células beta del páncreas se esfuerzan en vano secretando más y más insulina para intentar bajar la glucosa en sangre. Con el paso del tiempo, el páncreas se agota y empieza a escasear la producción de insulina. Puede ser que las células del páncreas que producen insulina dejen de funcionar para siempre. Este es el motivo por el cual muchos pacientes con diabetes tipo 2 requieren inyecciones diarias de insulina.

En conclusión, los dos defectos principales en la diabetes tipo 2 son:

- La resistencia a la insulina (cuando la insulina que se produce no es tan eficaz como debería).
- La disfunción de las células beta (cuando las células beta del páncreas no producen suficiente insulina).

Recuerda que la diabetes tipo 2 se diagnostica cuando:

- La glucosa en ayunas sube por encima de 126 mg/dl.
- La glucosa en sangre medida de manera aleatoria (en cualquier momento) alcanza valores de 200 mg/dl o más continuamente.
- La HbA1c es del 6,5 % o más.

No debemos confundir la diabetes tipo 1 con la diabetes tipo 2.

La **DIABETES TIPO 1** es una enfermedad autoinmune que puede aparecer sin previo aviso, al nacer o en etapas más avanzadas de la vida. Se caracteriza por la destrucción de las células productoras de insulina del páncreas, por lo que se requiere tratamiento con insulina exógena de por vida, y es una enfermedad irreversible.

La **DIABETES TIPO 2**, que es de la que hablo en este libro, se desarrolla con el paso de los años debido principalmente al estilo de vida, y se define por la resistencia a la insulina y la disfunción de las células del páncreas que producen insulina. Si transcurre el tiempo sin hacer nada para remediarla, puede necesitarse la inyección de insulina exógena igual que en la diabetes tipo 1.

DIABETES TIPO 2: UNA TERRIBLE EPIDEMIA

El informe de la International Diabetes Federation de 2021 afirma que en el mundo hay aproximadamente 537 millones de personas que sufren diabetes tipo 2, lo que representa un 10 % de la población mundial. Y esta cifra no para de crecer. Lo peor es que muchas personas que tienen diabetes tipo 2 están sin diagnosticar. Por ejemplo, en 2019 se estimó que en Europa había 24,2 millones de personas con diabetes pero no habían sido diagnosticadas.[2]

No obstante, peor aún que la alta prevalencia de la diabetes tipo 2 es quizá que dicha prevalencia va en aumento y no parece tener freno. La Asociación Estadounidense de Diabetes (ADA, según sus siglas en inglés) calcula que la diabetes afectará a 1.300 millones de personas en 2050, el doble que en la actualidad. En la siguiente imagen vemos cómo ha aumentado la diabetes tipo 2 en Estados Unidos desde 1958 hasta 2015.[3]

2. <https://www.oecd-ilibrary.org/sites/83231356-en/index.html?itemId=/content/component/83231356-en>.
3. <https://www.cdc.gov/diabetes/data/statistics-report/index.html>. <https://diabetes.org/about-us/statistics>.

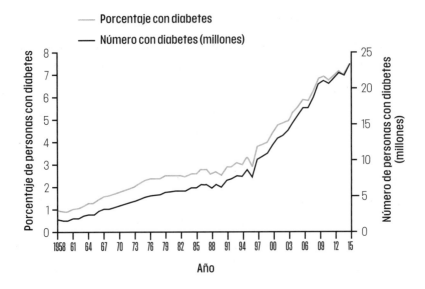

Figura 26: Aumento de la prevalencia de la diabetes tipo 2 en Estados Unidos entre los años 1958 y 2015.[4]

España, donde la sufre un 15 % de la población, es el segundo país de la Unión Europea con mayor prevalencia de diabetes. Esta enfermedad afecta a todos los entornos sociales, económicos y étnicos.

Son datos alarmantes los que indican la prevalencia, diagnosticada y real (la cual es mayor aún), de la diabetes tipo 2. Sin embargo, si les sumamos los de las personas con prediabetes, los números se multiplican. Por ejemplo, se calcula que en Estados Unidos unos 36 millones de personas tienen prediabetes. Ahora imagina que, además, incluimos en el cálculo la cantidad de personas que sufren resistencia a la insulina, la

4. <https://www.ncbi.nlm.nih.gov/books/NBK568004/figure/ch3.fig22/>.

mayoría de las cuales lo desconocen. Los datos son terribles y explican en gran medida la aparición de otras dolencias típicas del siglo XXI, como la enfermedad cardiovascular, la enfermedad renal o el cáncer.

Me imagino que se te habrán puesto los pelos de punta. Es terrorífico, lo sé. Se trata de una verdadera epidemia, de la que no se habla lo suficiente y que está detrás de los más graves problemas de salud mundiales. Pero no todo son malas noticias. De hecho, te voy a dar una que es muy buena: la resistencia a la insulina, la prediabetes y hasta la diabetes tipo 2 pueden prevenirse y revertirse a través de una alimentación adecuada y la práctica de ejercicio si sabes cómo hacerlo. En este libro te contaré el modo de lograrlo, pero antes me gustaría explicar la relación entre la resistencia a la insulina y la diabetes tipo 2 con el sobrepeso y la obesidad.

LAS VERDADERAS CAUSAS DE LA DIABETES TIPO 2

La diabetes tipo 2 es, en última instancia, una consecuencia de mantener resistencia a la insulina o prediabetes durante mucho tiempo. Por lo tanto, los factores que provocan la aparición de esta enfermedad son los mismos que los que generan la resistencia a la insulina en un primer paso previo. Tradicionalmente se ha dado mucha importancia a la influencia de la genética en la aparición de la diabetes tipo 2, pero hoy se sabe que el impacto de la genética en esta enfermedad es mucho menor que el impacto ambiental y del estilo de vida. Veamos qué dicen los estudios sobre todo esto.

DIABETES Y OBESIDAD

Está más que demostrado que la obesidad es uno de los principales factores de riesgo de la diabetes tipo 2. De hecho, se calcula que las personas obesas tienen hasta 80 veces más probabilidades de desarrollar diabetes tipo 2 (Lee *et al.*, 2022). Por ello, algunos investigadores proponen que la diabetes tipo 2 se denomine «diabetes basada en la adiposidad» (Sbraccia *et al.*, 2021) o «diabetes *lipidus*» (Shafrir y Raz, 2003).

La propia obesidad, independientemente de si hay resistencia a la insulina o no, se relaciona con secreciones de insulina después de comer hasta un 50 % más abundantes que en las personas sin obesidad. Cuando las personas con obesidad pierden grasa, la secreción de insulina después de comer vuelve a la normalidad, incluso antes de que mejore la resistencia a la insulina, es decir, solo por el hecho de perder grasa (Van Vliet *et al.*, 2020).

Como ya hemos visto, el exceso de grasa corporal que acompaña a la obesidad es una de las causas más importantes de la resistencia a la insulina y afecta también a la función de las células beta del páncreas, las productoras de insulina. Con el paso del tiempo, si no se corrige la situación, existe una alta probabilidad de que el sobrepeso y la obesidad desemboquen en diabetes tipo 2. Por otro lado, el sobrepeso y la obesidad se asocian con un mayor aumento del nivel de ácidos grasos y triglicéridos en sangre, lo cual hace que estas grasas se puedan infiltrar directamente en tejidos como el hígado, las arterias o el músculo, aumentando la grasa ectópica, lo cual incrementa la resistencia a la insulina y eleva el riesgo de pa-

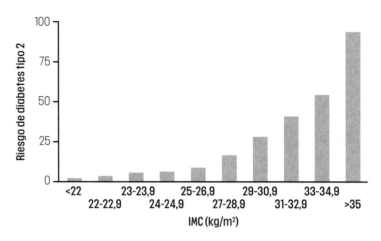

Figura 27: Relación entre el índice de masa corporal (IMC) y la diabetes tipo 2. A mayor masa corporal, mayor prevalencia de la diabetes tipo 2.

decer otras enfermedades, como la cardiovascular (Mittendorfer *et al.*, 2009; Kiefer *et al.*, 2021).

Si analizamos la prevalencia de la diabetes tipo 2 tomando el índice de masa corporal (IMC) como referencia, vemos que las personas con un IMC de 30 tienen casi un 60 % más de riesgo de sufrir la enfermedad, y que en las personas con un IMC de 35 o más el riesgo sube al 93 % (Colditz *et al.*, 1995).

Sin embargo, el IMC no discrimina a las personas que tienen un peso normal pero que acumulan un exceso de grasa visceral o que tienen poca masa muscular. Dicho índice, como herramienta de diagnóstico, resulta simplista, y si bien puede emplearse para determinar la prevalencia mundial, su uso puede confundir más que aclarar cuál es el estado físico de un sujeto.

El **ÍNDICE DE MASA CORPORAL** (IMC) es una fórmula desarrollada por el estadístico belga Adolphe Quetelet en 1833 y que se utiliza desde entonces para clasificar a las personas en función de su peso y altura. Según el número resultante de dividir el peso corporal entre la altura al cuadrado, se clasifica al sujeto como se muestra en la siguiente tabla:

IMC						
< 18,5	18,5 - 24,9	25 - 29,9	> 30	30 - 34,9	35 - 39,9	> 40
Bajo peso	Normal	Sobrepeso	Obesidad	Obesidad I	Obesidad II	Obesidad III o Mórbida

Figura 28: Resultados y clasificación del IMC.

Puede ocurrir que personas con un peso normal según su IMC tengan un exceso de grasa visceral o poca masa muscular. A las personas con este fenotipo se las conoce como «delgadas metabólicamente obesas», y presentan los mismos problemas de salud metabólica que las que tienen obesidad (Aung *et al.*, 2014). Esto es un grave inconveniente, porque incluso sin sobrepeso, o viéndose delgadas frente al espejo, pueden sufrir de resistencia a la insulina o de diabetes tipo 2.

De hecho, se calcula que el 75 % de los pacientes diabéticos tienen sobrepeso u obesidad, entonces ¿qué ocurre con el 25 % restante? ¿Por qué hay personas que sufren resistencia a la insulina o diabetes tipo 2 y no presentan sobrepeso ni obesidad? Aunque la obesidad es un factor de riesgo obvio y significativo de la diabetes tipo 2, numerosos estudios han demostrado que no solo afecta la cantidad total de grasa corporal que acumulemos, sino dónde esté ubicado el exceso de grasa en nuestro cuerpo (lipodistribución), como ya comenté en anteriores capítulos. La grasa visceral y la grasa ectópica están estrechamente ligadas a la diabetes tipo 2, y si estos depósitos son abundantes, pese a que no haya sobrepeso como tal, el riesgo de padecer esta y otras enfermedades aumenta drásticamente (Romero-Corral *et al.*, 2010).

En definitiva, tal y como comenta Paolo Sbraccia en su publicación sobre la etiología de la diabetes, con todos los datos analizados y revisados en las últimas dos décadas, es incorrecto decir que la diabetes tipo 2 se asocia con la obesidad, sino que debemos reconocer que la causan el sobrepeso y la obesidad o, en general, un aumento de la grasa en los depósitos viscerales y ectópicos como consecuencia de un balance energético positivo (Sbraccia *et al.*, 2021).

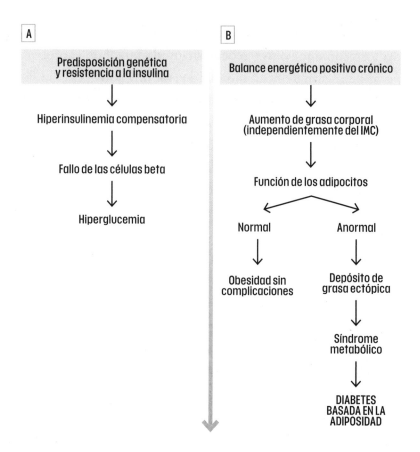

Figura 29: Modelo antiguo del origen genético de la diabetes tipo 2 (derecha) *versus* el modelo ambiental actual (izquierda).

DIABETES Y MASA MUSCULAR

Con todo, la grasa no es la única protagonista en la aparición de estas patologías. Otro personaje clave es el músculo. Podemos decir que a la par que se extiende y aumenta la obesidad mundial, también se extiende la merma del tejido muscular debido a su desuso. El sedentarismo se torna epidemia en la población actual, pues dicha población está desviándose enormemente de los patrones de actividad física con los que el ser humano ha evolucionado. En consecuencia, en los últimos años, la proporción entre músculo y grasa se ha alejado del patrón ancestral. Tenemos más grasa y menos músculo que nunca.

La descompensación entre el tejido graso y el tejido muscular que prevalece hoy en día es una de las bases sobre la que se desarrolla la resistencia a la insulina. El tejido muscular es el principal almacén de glucosa, por lo que si nuestros músculos están disminuidos, tendremos menos capacidad para almacenar glucógeno. Además, las células del tejido muscular tienen una gran cantidad de receptores de insulina, con lo cual, si hay mucha insulina y poco músculo, la insulina no podrá unirse a los receptores de las células musculares. Perder músculo es perder capacidad de guardar la glucosa en su interior y perder receptores de insulina a los que esta hormona pueda unirse (Eaton, 2017).

Está demostrado que un empeoramiento de la masa muscular conlleva una alteración del metabolismo normal de

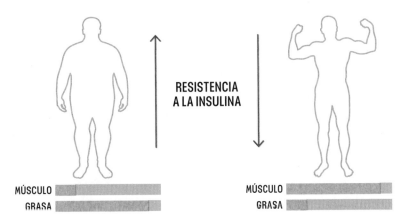

Figura 30: Cuanto mayor sea la cantidad de grasa corporal y menor sea la cantidad de masa muscular, mayor será la resistencia a la insulina.

la glucosa, lo cual puede conducir a la resistencia a la insulina y a la diabetes tipo 2 (Haines *et al.*, 2022).

Es más, el músculo puede tener incluso una mayor influencia que la cantidad y la distribución de la grasa corporal a la hora de determinar la salud metabólica. De hecho, varios estudios muestran que, en sujetos con diabetes, la resistencia a la insulina en los músculos aparece mucho antes que la acumulación de grasa corporal. Es decir, algunos autores plantean que los músculos de los sujetos con riesgo de padecer diabetes muestran un deterioro muy temprano tanto en la capacidad de almacenamiento de glucógeno como en la capacidad de oxidación de ácidos grasos. Esto puede afectar a la utilización de glucosa como fuente de energía y aumentar, así, el almacenamiento de grasa (Brun *et al.*, 1997). Por otro lado, hay estudios que constatan que, en personas jóvenes, tener menos masa muscular se asocia con una mayor prevalencia de la diabetes, independientemente de la distribución de la grasa corporal (Haines *et al.*, 2022; Sizoo *et al.*, 2023).

Un ejemplo claro de hasta qué punto influye dónde se almacene la grasa corporal y cómo el ejercicio y el tejido muscular determinan nuestra salud metabólica son los luchadores de sumo de Japón.

El curioso caso de los luchadores de sumo de Japón

Los luchadores de sumo pesan entre 130 y 180 kilos e ingieren entre 5.000 y 12.000 calorías diarias, con una dieta que contiene una gran cantidad de arroz. Sin embargo, no sufren las aflicciones sobre la salud que normalmente se asocian a la obesidad. Sus niveles de glucosa y triglicéridos en plasma son normales. Incluso tienen bajo el colesterol. ¿Cómo pueden escapar ellos de los efectos del exceso de peso en la salud, pero no los demás?

Aunque los luchadores tienen una barriga enorme, la mayor parte de su grasa abdominal se almacena justo debajo de la piel, no detrás de la pared del estómago ni dentro del intestino o en el área visceral. Es decir, es grasa subcutánea. De hecho, los luchadores de sumo acumulan aproximadamente la mitad de la grasa visceral que las personas normales con obesidad visceral. Esta distribución de la grasa es crucial para mantener su salud.

Por otra parte, pese a su alto nivel de grasa corporal, gracias al entrenamiento intenso desarrollan también un alto nivel de masa muscular. Si bien los luchadores de sumo presentan el aspecto que nos viene a la mente cuando pensamos en atletas en forma, es cierto que entrenan duramente. De hecho, solo están protegidos de los riesgos para la salud derivados de la obesidad mientras continúen con su entrenamiento. Cuando se retiran y se alejan de su programa de ejercicios, casi de inmediato desarrollan más grasa visceral, y aparecen los problemas clásicos de la obesidad, como nivel alto de glucosa, resistencia a la insulina y diabetes.

Algunos estudios muestran que entre los luchadores de sumo mayores de treinta y dos años, ya retirados, la intolerancia a la glucosa es común, incluso en grupos menos obesos, así como los casos de diabetes tipo 2 (Matsumoto *et al.*, 1997). Además, para ellos la tasa de mortalidad a menor edad es más alta que para la población normal (Nishizawa *et al.*, 1976; Kanda *et al.*, 2009).

DIABETES Y GENÉTICA

Existen numerosos genes asociados a la diabetes tipo 2; se han podido identificar hasta veintiocho. Sin embargo, estos solo explican un 10 % de los casos de diabetes, lo cual significa que la diabetes tipo 2 es una enfermedad principalmente ambiental relacionada con el estilo de vida (Prasad y Groop, 2015; Kwak y Park, 2016).

Aunque la diabetes tipo 2 es una enfermedad que combina genética con factores ambientales, hoy en día sabemos que los factores ambientales, es decir, el estilo de vida, tienen un impacto mucho mayor que la genética en el hecho de que aparezca la enfermedad (Langenberg *et al.*, 2014; Schnurr *et al.*, 2020).

Se han realizado una gran cantidad de estudios clínicos aleatorizados evaluando la efectividad de determinadas intervenciones dietéticas o de ejercicio físico en la diabetes tipo 2. Un estudio de prevención de la diabetes tipo 2 emprendido en Finlandia, el Programa de Prevención de Diabetes de Estados unidos y el Programa de Prevención de Diabetes de la India han demostrado que las intervenciones que promueven cambios en el estilo de vida, principalmente cambios en la dieta y aumento de la actividad física, resultan en una reducción de la incidencia de la diabetes tipo 2 del 30 al 60 %. (Pan *et al.*, 1997; Tuomilehto *et al.*, 2001; Knowler *et al.*, 2002; Ramachandran *et al.*, 2006).

Así pues, aunque haya antecedentes de diabetes tipo 2 en tu familia, si mantienes un estilo de vida adecuado y pones en práctica los consejos que te daré más adelante, podrás vivir con salud y sin presencia de esta enfermedad toda tu vida. Para que entiendas un poco más el peso de los factores ambientales en el desarrollo de la diabetes tipo 2, voy a explicarte uno de mis casos favoritos: el de los indios pima de México.

El curioso caso de los indios pima

Los indios pima viven en unas remotas montañas de México, fieles a un estilo de vida ancestral, sin comodidades ni tecnología. Son físicamente activos y siguen una dieta rica en carbohidratos y pobre en grasa, basada en alimentos como frijoles, maíz, trigo o calabaza. Es una población sana, con una incidencia mínima de diabetes tipo 2 o enfermedades cardiovasculares. Sin embargo, una parte de esta población migró a lo que hoy es la frontera con Estados Unidos. Con los años, los que vivían en Estados Unidos, debido a problemas con el agua y los cultivos, empezaron a depender de las ayudas de la administración para alimentarse, con lo cual su dieta cambió de modo radical. Consumían cada vez más alimentos ultraprocesados, y por otro lado hacían menos actividad física, ya que al recibir comida no tenían que buscarla y trabajarla como venían haciendo ancestralmente (Schulz *et al.*, 2006).

Varios estudios han comparado el estilo de vida y la salud de los indios pima de México con los que se asentaron en Estados Unidos. Estos últimos tienen una altísima prevalencia de diabetes tipo 2 (la padecen el 34,2 % de los hombres y el 40,8 % de las mujeres), mientras que entre los que se quedaron en México y mantuvieron su estilo de vida ancestral, solo el 5,6 % de los hombres y el 8,5 % de las mujeres padecen diabetes.

Esta diferencia entre el índice de diabetes tipo 2 y la obesidad en los pima de México y los de Estados Unidos indica que, incluso en poblaciones genéticamente propensas a estas afecciones, su desarrollo está determinado sobre todo por el estilo de vida, lo que sugiere que la diabetes tipo 2 es en gran medida evitable. Esto muestra que la diabetes tipo 2 es una enfermedad sobre todo ambiental y no tanto genética, relacionada en particular con la sobreingesta de energía y el sedentarismo (Schulz et al., 2006).

De hecho, la prevalencia de la obesidad en los indios pima mexicanos era del 6,5 % en los hombres y el 19,8 % en las mujeres, mientras que en los de Estados Unidos era del 63,8 % en los hombres y el 78,4 % en las mujeres. Esto significa que las grandes diferencias entre ambas poblaciones en relación con la diabetes tipo 2 son paralelas a la prevalencia de obesidad.

Pero los pima no son la única población que ha demostrado que la diabetes tipo 2 es una enfermedad derivada del estilo de vida. Por ejemplo, las personas de la India que migraron a Sudáfrica, Trinidad y Tobago o, más recientemente, al Reino Unido, han experimentado un mayor incremento en la prevalencia de la diabetes tipo 2 que los residentes en su país de origen (Mather y Keen, 1985). Asimismo, se ha documentado un aumento en la prevalencia de diabetes tipo 2 en aquellas personas que migraron no hace muchos años a Nueva Zelanda, provenientes de islas del Pacífico Sur como Tokelau, que no se dio en las que se quedaron en sus islas de origen (Stanhope y Prior, 1980).

Estos estudios ponen de manifiesto ejemplos sorprendentes de la variación en la prevalencia de la diabetes tipo 2 que se produce en poblaciones con antecedentes genéticos similares pero que viven en diferentes circunstancias ambientales. Esto indica que la diabetes tipo 2 es una enfermedad derivada sobre todo del estilo de vida y no tanto de la genética. Además, estos hallazgos indican que, incluso en personas genéticamente susceptibles a padecerla, la diabetes tipo 2 es evitable y se puede prevenir en ambientes que promuevan la prevención de la obesidad y la realización de actividad física (Urquidez-Romero *et al.*, 2015).

En resumen, el exceso en la ingesta calórica, favorecida sobre todo por el consumo cada vez más grande de alimentos ultraprocesados ricos en azúcares añadidos y grasas de mala calidad, y el sedentarismo son los factores principales (acompañados del estrés, los problemas de salud mental, la genética, etcétera) que nos llevan al aumento de la grasa corporal total, a una localización de los depósitos de grasa en el cuerpo más perjudicial y a la pérdida de tejido muscular, que, sin duda, son los responsables de la aparición de la resistencia a la insulina y la diabetes tipo 2. Una vez entendido cuáles son los factores causantes de la resistencia a la insulina y de la diabetes tipo 2, es más fácil explicar qué tenemos que hacer para revertirlas. Pero antes voy a profundizar en un último concepto que te aclarará muchas cosas. Me refiero a los famosos picos de glucosa.

7. LOS PICOS DE GLUCOSA

En los capítulos anteriores he hablado de cómo se relaciona el hecho de tener un nivel alto de glucosa en sangre de manera crónica y sostenida en el tiempo con determinados problemas de salud. También he mencionado otro elemento, que se está poniendo muy de moda últimamente: los picos de glucosa, es decir, las subidas temporales de la glucosa en sangre que se producen después de comer. Aquí los voy a explicar con detalle.

Existen datos científicos que correlacionan el exceso de picos de glucosa después de comer con el daño endotelial y un aumento del estrés oxidativo, lo cual lleva a su vez a un aumento del riesgo de padecer enfermedad cardiovascular y diabetes tipo 2 (Haller *et al.*, 1997; Levitan *et al.*, 2004; Ceriello *et al.*, 2008; Martín-Timón *et al.*, 2014; Ogiso *et al.*, 2022).

Sin embargo, una vez más, los picos de glucosa han sido malinterpretados hasta tal punto que algunos libros, medios de comunicación o *influencers* dedicados a temas de salud han magnificado el impacto de este efecto en el organismo. Muchos compañeros de profesión y yo casi a diario atendemos a pacientes que llegan a la consulta con una idea equivocada y alarmista sobre este asunto. Los siguientes testimonios son ejemplos reales de comentarios que me han hecho al respecto:

- «Decidí por mi cuenta ponerme un monitor de glucosa en el brazo para ver qué alimentos me elevaban la glucosa después de comerlos y así poder evitarlos a toda costa» (Alfonso, paciente totalmente sano).
- «Desde que me puse el sensor de glucosa en el brazo he eliminado todos los alimentos que me producen un pico de glucosa al comerlos. Ya no como apenas patatas, arroz ni fruta, y me estoy pensando dejar las legumbres» (Sandra, paciente con sobrepeso).
- «Gracias al sensor de glucosa he adoptado mejores hábitos nutricionales. Ahora siempre como la fruta con grasa para que no suba tanto la glucosa» (Eloy, paciente sano).
- «Me di cuenta de que prácticamente todo lo que comía subía la glucosa, así que dejé de comer casi de todo, o lo tomaba en pequeñas cantidades» (Carola, paciente con trastorno de la conducta alimentaria).

Estos testimonios sacan a la luz varios problemas. Por un lado, la magnitud en la que se eleve la glucosa en sangre y cuánto tiempo permanezca elevada será clave para determinar si ese pico de glucosa es totalmente normal y fisiológico o no, algo que la psicosis social que existe sobre este tema está obviando, con graves consecuencias. Por otro lado, como veremos más adelante, los picos de glucosa varían en función de muchos motivos. De hecho, gran parte de los factores que afectan al nivel de glucosa en sangre después de comer van más allá de las características del alimento que se ha tomado.

Por último, tomar decisiones sobre la dieta o clasificar alimentos como buenos o malos en función del pico de glucosa que generen sin comprender bien el proceso fisiológico que determina dicho pico no ayuda a mejorar la salud metabólica e incluso puede perjudicarla. Así que, comencemos por el principio explicando en qué consisten los picos de glucosa.

¿QUÉ SON LOS PICOS DE GLUCOSA?

Como ya sabes, cuando comemos aumenta la cantidad de glucosa que hay en la sangre, sobre todo si la comida es rica en carbohidratos. Al subir la glucosa, el páncreas secreta insulina. Como resultado de la acción de la insulina, el nivel de glucosa en la sangre comienza a descender y finalmente regresa al estado normal, de alrededor de 80 o 90 mg/dl. En ese momento, como la insulina ya no es necesaria, su concentración también baja a la línea de base. Este proceso suele durar entre una y tres horas, dependiendo de la cantidad y del tipo de comida que ingiramos.

Seguramente habrás leído o escuchado afirmaciones como la siguiente: «Las personas que tienen picos de glucosa altos tienen un mayor riesgo de padecer diabetes tipo 2, por lo tanto, si puedo mantener mis picos de glucosa bajos, reduciré mi riesgo de desarrollar diabetes tipo 2». Pues bien, esto no es del todo correcto. Aunque es cierto que una alta variabilidad de la glucosa (grandes subidas y bajadas de la glucosa en sangre en el mismo día o en diferentes días) podría causar daño endotelial, estrés oxidativo y otras complicaciones de salud, debemos saber que para que estas oscilaciones del nivel de glucosa sean perjudiciales, su magnitud debe ser muy alta (Node e Inoue, 2009).

Esto significa que para que la variabilidad glucémica suponga un problema real, los picos deben ser exageradamente altos, constantes y muy lentos en bajar después de cada comida o con grandes bajadas poco normales, algo que les ocurre sobre todo a las personas que ya tienen prediabetes o diabetes tipo 2 y es más raro de ver en personas sanas o físicamente activas (Ceriello *et al.*, 2008; Hirakawa *et al.*, 2014; Sun *et al.*, 2019).

> La **VARIABILIDAD DE LA GLUCOSA** o variabilidad glucémica comprende las oscilaciones (subidas y bajadas) en el nivel de glucosa en sangre tanto en frecuencia como en duración que se producen a lo largo del día y en diferentes días (Zhou *et al.*, 2020).

Hay que entender que la insulina de las personas que tienen resistencia a la insulina o prediabetes no es eficiente para reducir el nivel de glucosa en sangre, por eso en estos casos las subidas de glucosa en sangre después de comer son mayores. Además, las personas que ya tienen diabetes tipo 2 padecen una disfunción en las células beta del páncreas. Son las células que secretan insulina, ¿recuerdas? Por lo tanto, estos sujetos secretan menos insulina que las personas sanas, lo cual es un inconveniente aún mayor cuando se trata de reducir el nivel de glucosa en sangre.

En consecuencia, los picos de glucosa después de comer en personas con resistencia a la insulina, prediabetes o diabetes tipo 2 son más elevados que los de una persona sana. Lo que quiero que entiendas es que los sujetos que ya sufren estas alteraciones patológicas tienen picos de glucosa más altos, pero eso no implica que los picos de glucosa después de las comidas por sí mismos vayan a causarte dicha enfermedad (al menos no si los picos ocurren de una manera normal y fisiológica dentro de un rango normal). Esto es un ejemplo de lo que se conoce como causalidad inversa.

> Los picos de glucosa muy elevados y que se mantienen mucho tiempo altos hasta que vuelven a bajar son más una consecuencia que una causa directa de la diabetes.

A continuación sigue una imagen aleatoria de cómo se vería la glucosa en sangre en un sujeto sano durante veinticuatro horas:

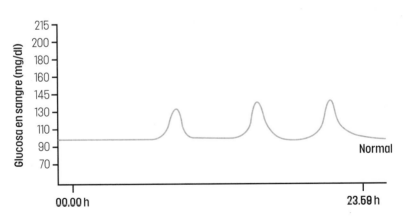

Figura 31: Ejemplo de cómo son los picos de glucosa habituales en una persona sana.

La línea verde representa la glucosa en sangre durante veinticuatro horas de una persona sana que hace tres comidas diarias.

Como observarás, la glucosa en sangre se mantiene constante salvo después de las comidas; entonces se produce un pico que a las dos o tres horas vuelve a los valores normales. Esto es algo totalmente normal e indica que el sujeto tiene una gestión de la glucosa en sangre muy buena. El problema aparece cuando la glucosa en sangre después de comer se eleva de manera exagerada o permanece elevada muchas horas.

Para que lo entiendas mejor, en los siguientes gráficos te muestro cómo se vería la glucosa en sangre de una persona con prediabetes (figura 32) y cómo se vería la glucosa en sangre de una persona con diabetes tipo 2 (figura 33).

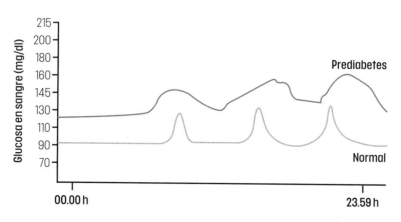

Figura 32: Ejemplo de cómo se vería la glucosa en sangre de una persona con prediabetes.

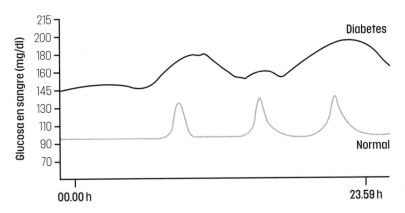

Figura 33: Ejemplo de cómo se vería la glucosa en sangre de una persona con diabetes tipo 2.

La glucosa de base ya está más elevada de lo normal en las personas con prediabetes o diabetes tipo 2, y los picos de glucosa que se producen con las comidas son una oleada de glucosa que inunda su organismo. Esto supone un problema. Pero observa la gran diferencia que hay:

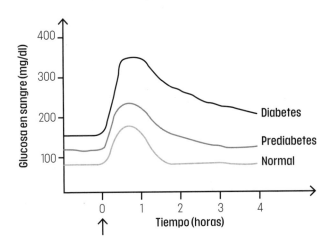

Figura 34: Comparativa de cómo es un pico de glucosa en sangre en una persona sana, una persona con prediabetes y una persona con diabetes tipo 2.

La glucosa en sangre o los picos de glucosa por sí mismos no son dañinos. Son fenómenos normales. Lo peligroso es cuando ambos son exageradamente elevados. Esto indica que algo está fallando, que hay resistencia a la insulina, prediabetes o diabetes tipo 2.

> Es un error pensar que para estar saludables debemos tener niveles de glucosa en sangre planos. Es totalmente normal y fisiológico que después de una comida la glucosa en sangre suba. La clave está en cuánto sube y durante cuánto tiempo.

Existe cierta tendencia a exagerar y a confundir a la población en este sentido. En la consulta, muchos pacientes me hacen preguntas sobre este tema. Han leído u oído decir que si mantienen el nivel de glucosa en sangre plano y estable como un mar en calma, se reducirá su inflamación, se sentirán con más energía, perderán peso más rápidamente y controlarán mejor el hambre. Esto es un claro ejemplo de desinformación.

Si has leído sobre este tema, sin duda estarás sorprendido. Es normal, lo entiendo, pues creo que la divulgación sobre este tema siempre ha sido poco clara y ha llevado a que muchas personas malinterpreten la realidad del asunto. Así que comencemos por el principio de todo: ¿cuándo un pico de glucosa puede considerarse excesivo o perjudicial?

¿CUÁNDO CONSIDERAMOS QUE UN PICO DE GLUCOSA ES NEGATIVO?

No existe una definición clínica clara de qué es un pico de glucosa perjudicial para la salud, y mucho menos un diagnóstico. Por lo tanto, cuando se habla de los picos de glucosa se hace de forma relativamente especulativa. Sin embargo, hay quien ha sentado cátedra en este aspecto presentando como verdades inamovibles supuestos subjetivos y, en muchos casos, erróneos. Algunos *influencers* o autores de moda consideran que un pico de glucosa es negativo cuando la glucosa se eleva unos 30 mg/dl por encima del nivel basal. Si alguna vez has leído algo parecido, déjame decirte que no es cierto. De hecho, hay investigadores sobre la diabetes que se echan las manos a la cabeza cuando oyen esto. Uno de ellos, Mario Kratz, dijo que las compañías que fabrican sensores de glucosa (aparatos que se usan para medir estos picos de glucosa en sangre) y muchas personas influyentes en la actualidad se exceden cuando llaman «pico de glucosa perjudicial» a un aumento de 30 mg/dl del azúcar en sangre. Esta visión puede crear una relación con la comida muy poco saludable y potencialmente dañina.

Entonces ¿cuándo podemos considerar que un pico de glucosa es perjudicial para la salud? Responder a esta pregunta no es fácil porque entran muchos factores en juego, así que voy a comentar un poco qué opinan los investigadores expertos en este campo y qué dice el consenso científico. La Asociación Estadounidense de Diabetes (ADA) y otros científicos consideran que los picos de glucosa después de comer de hasta 140 mg/dl son normales. El propio Mario Kratz dijo que es poco probable que mejore nuestra salud si nos obsesionamos con cada pequeño aumento del nivel de azúcar en la sangre. Hay poca evidencia de que las fluctuaciones dentro del rango de 70-140 mg/dl o incluso más sean malas para la salud.

Nicola Guess, otra reconocida investigadora en el campo de la diabetes, apunta incluso un poco más alto. Comenta habitualmente que en personas sanas con una tolerancia normal a la glucosa se producen con bastante frecuencia picos de glucosa en las comidas que suben hasta entre 162 y 198 mg/dl. Es parte de la fisiología humana normal y no hay de qué preocuparse.

Como ves, no se ha establecido un valor exacto y universal que determine que un pico de glucosa está dentro de lo normal, pero lo que está claro es que la subida es mucho más alta que el aumento de 30 mg/dl del que hablan algunos autores. Si tu glucosa basal en ayunas es de 85 mg/dl y haces una comida que la eleva 40 o 50 mg/dl, alcanzará un máximo de 125 o 135 mg/dl, lo cual sigue estando dentro del rango considerado fisiológicamente normal y saludable.

En un estudio, se comparó cuánto se elevaba la glucosa en sangre con las comidas con una dieta de bajo índice glucémico y con una dieta de alto índice glucémico, siempre en sujetos sanos. El grupo que siguió la dieta de bajo índice glucémico, menos propensa a aumentar los niveles de glucosa en sangre, tuvo picos máximos después de comer de 27 mg/dl por encima del valor basal. Sin embargo, el grupo que siguió la dieta de alto índice glucémico, que hace subir más la glucosa en sangre, tuvo picos máximos de 48,6 mg/dl por encima del valor basal. Considerando que se trataba de sujetos sanos que tenían la glucosa en sangre en ayunas entre 78 y 86 mg/dl, pese a seguir una dieta de alto índice glucémico, mantuvieron picos de glucosa en sangre dentro del rango saludable después de las comidas, ya que como máximo alcanzaron valores totales de 135 mg/dl. Además, la glucosa volvió a niveles basales como máximo tres horas después de las comidas, lo cual confirma una adecuada gestión de la glucosa y sensibilidad a la insulina (Camps *et al.*, 2017). En otro estudio similar se llegó a conclusiones parecidas. Es más, en este caso, el pico máximo de glucosa en sangre después de comer en las personas sanas que llevaron una dieta de alto índice glucémico fue de 32,5 mg/dl por encima del valor basal (Henry *et al.*, 2017).

Estos estudios, sin embargo, fueron expuestos por algunas personas o autores como ejemplos negativos para alarmar sobre los picos de glucosa, cuando lo que revelan las investigaciones es, en realidad, que todo funciona bien. La incorrecta interpretación de que un pico de glucosa de más de 30 mg/dl después de comer es perjudicial ha hecho que se malinterpreten muchos datos.

Si yo fuera el lector de este libro, ahora mismo me gustaría preguntarle al autor, es decir, a mí mismo, qué valores concretos considera normales y perjudiciales en un pico de glucosa después de comer. Bueno, voy a mojarme, pero, como ya he dicho, no hay un consenso universal sobre ningún valor exacto.

Mi opinión, basada en lo que conozco de la evidencia científica, es que lo ideal para mantener una buena salud es que la mayoría de los picos de glucosa en sangre no superen los 140 mg/dl, aunque tras algunas comidas más copiosas o ricas en carbohidratos lleguemos fácilmente a los 180 mg/dl. ¿Y por qué digo esto? Por varios motivos, que detallaré a continuación.

Las personas jóvenes, delgadas y saludables (es decir, aquellas con una tolerancia a la glucosa cien por cien normal) casi nunca tienen niveles de azúcar en la sangre que excedan los 140 mg/dl. De hecho, varios estudios muestran que su nivel de glucosa en sangre está por debajo de los 140 mg/dl la mayor parte del tiempo (más del 95 % del tiempo). A su vez, en estos mismos estudios se observa que sus valores más altos fueron de 171 mg/dl o más (Freckmann *et al.*, 2007; Juvenile... *et al.*, 2010; Shah *et al.*, 2019). Esto sugiere que un cuerpo saludable con una tolerancia a la glucosa normal presenta una sólida defensa contra los niveles de azúcar en la sangre de más de 140 mg/dl. Sin embargo, se ha comprobado que sujetos con una tolerancia normal a la glucosa pueden llegar a 180 mg/dl en algunas ocasiones y no presentar ningún problema.

> Un límite seguro es procurar que los picos de glucosa después de comer no sobrepasen los 140 mg/dl, pero puntualmente podemos llegar a valores un poco más altos, por ejemplo, a 160 mg/dl. Los 180 mg/dl son la línea roja que nunca debemos cruzar o que debemos cruzar solo muy de vez en cuando.

¿Se ha comprobado que los picos puntuales por encima de 140 mg/dl son perjudiciales para la salud?

Aunque los picos de glucosa de hasta 140 mg/dl después de comer son del todo normales y saludables, hay investigaciones que confirman que tampoco pasa nada si de forma puntual se sobrepasa levemente este valor. Veamos unos cuantos estudios sobre este tema. En uno reciente, un pequeño grupo de personas sanas tenía picos de glucosa superiores a 140 mg/dl y su tolerancia a la glucosa era normal (Shah *et al.*, 2019).

Otra investigación se realizó con ochenta personas sin diabetes y sin antecedentes de diabetes. Todas tenían un nivel de glucosa en ayunas ligeramente elevado, pero dentro de la normalidad (97 mg/dl). De los ochenta participantes del estudio, una cuarta parte tenían la glucosa por encima de los 140 mg/dl durante al menos 75 minutos al día. Había tres personas que la tenían elevada durante cinco horas o más al día. Siete participantes alcanzaban un nivel de glucosa de 180 mg/dl en algunos momentos del día. Pese a tener a diario picos de glucosa por encima de 140 mg/dl (algunos llegaban a veces a 180 mg/dl), los sujetos estaban sanos. En mi opinión, aunque estaban sanos, podrían mejorar su glucemia para asegurarse un mejor estado de salud metabólico (Borg *et al.*, 2010).

Un estudio con personas sin prediabetes ni diabetes tipo 2 documentó que la glucosa máxima observada fue de 171 mg/dl después de una comida estandarizada que tenía 50 gramos de carbohidratos. Sin embargo, estas personas pasaron el 99 % del tiempo con la glucosa por debajo de los 140 mg/dl y solo tuvieron picos puntuales que *a priori* no suponían ningún problema de salud (Freckmann *et al.*, 2007).

En otro participaron siete mil sujetos sanos sin diabetes, y se constató que el 6 % de las personas tenían picos de glucosa de 180 mg/dl o más. No obstante, la investigación incluyó, una vez más, a personas con sobrepeso o edad avanzada que, si bien de entrada se las consideraba sanas porque su nivel de glucosa en ayunas era correcto, podían tener cierto grado de resistencia a la insulina (Keshet *et al.*, 2023).

Como vemos en estos estudios, algunas personas sanas y sin problemas de diabetes tienen en ocasiones picos de glucosa que superan los 140 mg/dl sin que este hecho suponga un problema en su salud.

¿Se ha comprobado que los picos de azúcar en la sangre por encima de los 180 mg/dl son dañinos de alguna manera?

Pues no del todo, en realidad. El problema es que muchos de los estudios realizados sobre este tema no permiten establecer una causalidad directa y tienen numerosos factores de confusión. Esto significa que no podemos sentar cátedra y tomar los datos como una verdad absoluta, pero al menos sí nos dan ciertas indicaciones.

Para arrojar algo de luz a tanta incertidumbre, te presentaré a un biomarcador sanguíneo que señala cuándo la glucosa en sangre alcanza, más o menos, o supera los 180 mg/dl. Se llama 1,5-anhidroglucitol, pero como el nombre es un poco difícil de recordar, de ahora en adelante lo llamaré simplemente 1,5-AG.

El **1,5-AG** es un azúcar que tenemos en la sangre. En circunstancias normales, la concentración sanguínea de 1,5-AG es bastante estable. Sin embargo, cuando el nivel de glucosa en sangre sobrepasa los 180 mg/dl, el organismo comienza a excretar 1,5-AG en la orina. Por este motivo, si tenemos poco 1,5-AG en la sangre, es porque lo estamos excretando por la orina, lo cual quiere decir que estamos teniendo picos altos de glucosa.

El nivel de 1,5-AG en la sangre es bajo en personas con picos frecuentes de glucosa de hasta 180 mg/dl o superiores. Esto convierte al 1,5-AG en un chivato que nos informa de si una persona sana, que no sufra prediabetes ni diabetes, tiene picos de glucosa por encima de los 180 mg/dl (Dungan, 2008).

De hecho, este indicador revela mucha información. Algunos estudios han mostrado que, en personas sanas con tolerancia normal a la glucosa, los niveles sanguíneos bajos de 1,5-AG (que indican picos frecuentes de glucosa de más de 180 mg/dl) están fuertemente asociados a un mayor riesgo de tener complicaciones diabéticas, enfermedad cardiovascular o enfermedad renal, y a un aumento de la mortalidad por cáncer (Rebholz *et al.*, 2017; Ikeda e Hiroi, 2019; Kira *et al.*, 2020). En otras palabras, aunque no siempre los picos puntuales de más de 180 mg/dl son dañinos, si estos se repiten con frecuencia sí que pueden suponer un problema o indicar que empieza a fallar el control de la glucosa en sangre.

En resumen, algunos divulgadores han puesto el grito en el cielo ante una subida de la glucosa en sangre de más de 30 mg/dl después de una comida. Consideran que si tienes un nivel de glucosa en ayunas de 90 mg/dl, por ejemplo, que aumenta a 120 o 130 mg/dl después de una comida puede ser preocupante. Pero no lo es. No existe ninguna evidencia científica de que esos pequeños aumentos en el nivel de glucosa en la sangre, si se mantienen dentro del rango normal, sean dañinos. Es más, difundir esta idea es alarmista e infunde miedo entre la población, lo cual puede ser más perjudicial que el propio pico de glucosa

Lo que sí se ha demostrado científicamente es lo siguiente:

- Conviene mantener los niveles de glucosa en la sangre sin superar los 140 mg/dl la mayor parte del tiempo. Siempre que estemos dentro de ese rango, cualquier pico de glucosa generado por una comida es fisiológicamente normal y más que aceptable.
- Podemos tener picos puntuales de 180 mg/dl o incluso algo más sin que esto suponga ningún problema. Lo que sí debemos evitar es llegar a o superar los 180 mg/dl constantemente.
- Es recomendable mantener la glucosa en ayunas y la HbA1c en el rango normal o, si se tiene diabetes o prediabetes, lo más bajas posible.

Una vez aclarado el punto de la magnitud de los picos de glucosa, vamos a ver un segundo factor que también es preciso tener en cuenta. No solo es importante cuánto se eleva la glucosa en sangre con las comidas, sino el tiempo que permanece elevada hasta volver al nivel normal. Este tiempo, un dato muy relevante, indica si hay algo que esté funcionando mal en el organismo.

¿CUÁNTO TIEMPO DEBE DURAR UN PICO DE GLUCOSA?

La glucosa en sangre después de una comida rica en carbohidratos suele alcanzar su pico máximo en aproximadamente una hora, y vuelve al nivel basal pasadas dos o tres horas. Si tras hacer una comida la glucosa se eleva mucho, incluso por encima del rango que hemos calificado de saludable (140 mg/dl), pero vuelve a la normalidad entre dos y tres horas después, todo funciona correctamente. Algunas personas o profesionales de la salud se llevan las manos a la cabeza cuando tras comer una buena cantidad de carbohidratos, la glucosa se eleva y permanece alta a los 30 o 60 minutos de haber comido. No deberían, pues esto es totalmente normal. De hecho, la prueba de tolerancia a la glucosa que se hace para ver cómo está la salud metabólica de alguien mide la glucosa en sangre dos horas después de darle una bebida con 75 gramos de azúcar. Dicha prueba indica lo siguiente:

- Si la glucosa en sangre supera los 140 mg/dl **30 o 60 minutos después** de tomar esta bebida azucarada, NO existe prediabetes.
- Si la glucosa en sangre supera los 140 mg/dl exactamente **dos horas después** de tomar esta bebida azucarada, existe prediabetes.
- Si el nivel de glucosa en la sangre es de más de 200 mg/dl **30 o 60 minutos después** de tomar esta bebida azucarada, NO existe diabetes.
- Si el nivel de glucosa en sangre es de más de 200 mg/dl exactamente **dos horas después** de tomar esta bebida azucarada, existe diabetes.

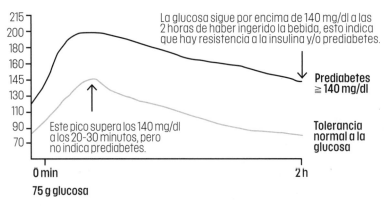

Figura 35: El momento de medir la glucosa en sangre es muy importante.

Por lo tanto, relájate, no te asustes cuando veas que tu glucosa en sangre después de comer sube mucho. Aunque supere los 140 mg/dl, es normal. Tu glucosa seguramente esté de nuevo en la línea basal a las dos horas, y esto significa que tienes una buena sensibilidad a la insulina. Sin embargo, si la glucosa todavía está en 140 mg/dl a las dos horas de haber comido, sucede lo siguiente:

- Es probable que tus células beta (las que segregan insulina) no estén funcionando correctamente.
- Es probable que tengas resistencia a la insulina o prediabetes.

En este caso, hay que realizar otras pruebas (glucosa en ayunas y hemoglobina glicosilada) antes de establecer un diagnóstico. Por otro lado, también es importante tener en cuenta que aunque la cantidad de glucosa que se ingiere para la prueba médica (75 gramos) es mucha, una pizza puede contener más de 100 gramos, por lo que sería razonable esperar que la glucosa supere los 140 mg/dl después de comerla. Así que, ocurra lo que ocurra, no saques conclusiones antes de tiempo y acude al médico con confianza y tranquilidad.

En conclusión, hemos visto dos aspectos muy importantes para saber si un pico de glucosa es negativo o no: **cuánto** se eleva la glucosa en sangre y **durante cuánto** tiempo. Esta información es fundamental para comprobar cómo se comporta nuestro organismo cuando comemos y es clave para interpretar los picos de glucosa en sangre después de las comidas.

Mucha gente toma decisiones sobre su dieta en función de los picos de glucosa sin tener la formación adecuada, lo cual puede llevarlas a cometer errores graves a la hora de escoger los alimentos, y puede generar carbofobia, miedo a comer e incluso aumentar el riesgo de padecer trastornos de la conducta alimentaria. En las próximas páginas y en el siguiente capítulo explicaré el porqué con detalle.

ENFOQUE GLUCOCÉNTRICO DE LA ALIMENTACIÓN

Mucha gente piensa que cualquier alimento que eleve la glucosa tras ingerirlo es perjudicial para la salud y por este motivo restringe alimentos muy saludables, como son los ricos en carbohidratos: cereales integrales, patatas, frutas o legumbres. Sin embargo, esto es como decir que el ejercicio es malo porque nos acelera el corazón y pensar que por ello vamos a sufrir un infarto. En este caso, cualquiera diría que es lógico que el corazón se acelere al hacer ejercicio y que a nadie le dará un infarto salvo que tenga problemas cardiacos instaurados. Pues algo parecido ocurre con los picos de glucosa en sangre.

Es totalmente normal y fisiológico que cuando comemos, sobre todo alimentos ricos en carbohidratos, se eleve la glucosa en sangre y, en consecuencia, se eleve la insulina. No es un fenómeno negativo, sino la respuesta del organismo para regular la glucosa en sangre.

Si no se entiende bien el proceso fisiológico que hay detrás de los picos de glucosa, se modifica la dieta sin sentido e incluso se pueden tomar decisiones que perjudiquen la salud.

EL ÍNDICE GLUCÉMICO DE LOS ALIMENTOS

Algunos alimentos que contienen carbohidratos dan como resultado un rápido aumento de la glucosa en sangre, al cual sigue una rápida caída. A estos alimentos se los denomina «carbohidratos de alto índice glucémico» o, más coloquialmente, **carbohidratos rápidos**. Los carbohidratos que producen un aumento más lento y progresivo de la glucosa en sangre, seguido de una caída también más lenta y prolongada, se denominan «carbohidratos de bajo índice glucémico» o **carbohidratos lentos**.

El **ÍNDICE GLUCÉMICO** es un concepto que se usa para clasificar los alimentos según la respuesta glucémica que provocan, es decir, según el pico de glucosa que producen. A cada alimento se le otorga un valor de entre 0 y 100. Los alimentos de bajo índice glucémico son aquellos que están por debajo de 50; los de índice glucémico medio son los que están entre 50 y 69, y los de alto índice glucémico son los que están por encima de 70.

En principio, cuanto más se acerque a 100 el índice glucémico de un alimento, más elevará este la glucosa en sangre. Según este criterio, como indica la tabla, las zanahorias coci-

ÍNDICE GLUCÉMICO DE LOS ALIMENTOS		
BAJO aprox. ≦ 55 antes del ejercicio	**MEDIO** aprox. 56-69 durante el ejercicio	**ALTO** aprox. ≧ 70 durante y después del ejercicio
50 kiwi	65 pasas	98 patata asada
45 plátano verde	65 muesli c/ azúcar	95 patatas fritas
40 pasta al dente	o miel	aperitivo
35 yogur	65 melocotón	87 miel
35 naranja	en almíbar	85 zanahorias cocidas
35 manzana	60 plátano maduro	85 galletas de arroz
35 dulce de membrillo	60 dulce de membrillo	inflado
s/ azúcar	c/ azúcar	84 copos de maíz
34 leche entera	60 melón	80 puré de patatas
30 zanahorias crudas	60 azúcar blanco	76 donuts
30 pera	55 pasta muy cocida	72 arroz blanco
30 melocotón	50 zumos de fruta	70 patatas cocidas
30 mandarina	s/ azúcar	70 pan
25 chocolate negro	50 muesli s/ azúcar	70 galletas
70 %	50 barra de cereales	70 bebidas azucaradas
15 frutos secos	s/ azúcar	70 barra de chocolate
	45 coco	
	40 copos de avena	

Figura 36: Clasificación de algunos alimentos en función de su índice glucémico.

das elevarán más la glucosa en sangre que un puré de patatas o que el arroz blanco cocido. ¿Cómo puede ser que una verdura que apenas contiene carbohidratos eleve más la glucosa en sangre que las patatas o el arroz, que son muy ricos en carbohidratos? La respuesta es que no sucede así. En realidad, la interpretación del índice glucémico tiene bastantes fallos. A continuación veremos por qué.

1. **Cantidad de alimentos ingeridos.** Para determinar el índice glucémico de un alimento se les hacen pruebas a multitud de sujetos de estudio para ver cuánto les eleva la glucosa en

sangre dicho alimento y se calcula la media de los resultados. Para que el resultado sea representativo, los sujetos deben ingerir siempre una cantidad de cada alimento que contenga 50 gramos de carbohidratos. Esto implica que para alcanzar esos 50 gramos de carbohidratos, de algunos alimentos ricos en este nutriente, como las patatas, se requerirá una cantidad pequeña. En cambio, para llegar a 50 gramos de carbohidratos con alimentos bajos en este nutriente, como las zanahorias cocidas, serán necesarias cantidades enormes de esta comida.

Veamos las cifras concretas: para ingerir 50 gramos de carbohidratos a partir de patatas, bastaría con comer una patata pequeña o mediana, en cambio, en el caso de las zanahorias cocidas, necesitaríamos comer casi un kilo. Pues bien, pese a tener ambos alimentos un índice glucémico alto, el contenido real de carbohidratos por ración de consumo es mucho más bajo en las zanahorias cocidas que en las patatas. Y es que para que las zanahorias cocidas provoquen un pico de glucosa similar al de una patata cocida, debemos comer un kilo de ellas. Lo mismo ocurre con muchos otros alimentos, por lo que el índice glucémico puede dar lugar a errores si nos basamos en él para escoger los alimentos.

2. **Combinación de alimentos.** La cosa no queda ahí. El valor del índice glucémico solo se ajusta en función de cada alimento cuando se come de manera aislada, es decir, que se mide cuánto eleva la glucosa en sangre un determinado alimento si lo comemos solo, si no lo acompañamos de otros alimentos. Sin embargo, la combinación de los nutrientes (carbohidratos, proteínas y grasas) que integran cada comida influye muchísimo en cuánto se eleva la glucosa en sangre. Rara vez comemos

solo un alimento, de manera aislada. Por ejemplo, cuando comemos solo un plato de alimentos ricos en carbohidratos, la glucosa en sangre se eleva rápidamente y cae también rápidamente. Sin embargo, lo más normal es que comamos platos que combinan diferentes alimentos. Si hacemos una comida con alimentos variados que contienen distintos nutrientes, como proteína, grasa o fibra, la glucosa en sangre se elevará más despacio y tardará más en bajar de nuevo a niveles basales. Así pues, los nutrientes distintos a los carbohidratos alteran la respuesta glucémica de los alimentos. Por ejemplo, comer arroz hervido eleva la glucosa en sangre más deprisa que comer arroz hervido con brócoli, ya que la fibra que aporta este último disminuye la respuesta glucémica. Más adelante veremos cómo combinar alimentos para disminuir el pico de glucosa que generan.

3. La calidad de los alimentos. Algunos estudios concluyen que las dietas basadas en aquellos alimentos con mayor índice glucémico (junto con otros factores de estilo de vida poco saludables) están asociadas con una mayor prevalencia de la diabetes, la enfermedad cardiovascular o los accidentes cerebrovasculares respecto a las que se basan en alimentos con menor índice glucémico. ¿Significa esto que los alimentos de alto índice glucémico son malos y los de bajo índice glucémico son buenos? No necesariamente. Es lógico que comer alimentos con un índice glucémico más bajo presente beneficios para la salud, pero este hecho puede deberse a otros factores colaterales. Por ejemplo, los alimentos ricos en carbohidratos de bajo índice glucémico son los que se encuentran en su matriz nutricional natural, y por ello contie-

Los picos de glucosa · 167

nen más fibra, vitaminas, minerales y los demás compuestos naturales del propio alimento. Esto, independientemente de su índice glucémico, los convierte en alimentos más saludables que ayudan a prevenir enfermedades. Sin embargo, algunos alimentos con alto índice glucémico son buenos para la salud y tienen cabida en una dieta sana, como ocurre con algunas frutas, la remolacha, las patatas, el arroz, etcétera.

Hagamos un juego para demostrar que tener en cuenta solo el índice glucémico para clasificar los alimentos como buenos o malos puede ser un grave error. Ante un plato de patatas cocidas y uno de patatas fritas, ¿cuál crees que sería más adecuado para elaborar una dieta con el objetivo de perder grasa y mejo-

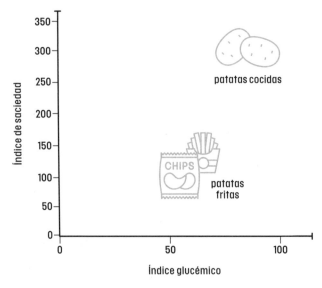

Figura 37: Índice glucémico y poder saciante de las patatas cocidas y las patatas fritas.

rar la salud? Seguro que habrás elegido las patatas cocidas, ya que las fritas son más calóricas y perjudiciales para la salud. Pues bien, si atendemos al índice glucémico, vemos que las patatas cocidas hacen subir más la glucosa en sangre que las fritas.

Entonces, valorar únicamente los picos de glucosa para determinar si una dieta es beneficiosa o no nos puede llevar a pensar que es mejor comer patatas fritas que comer patatas cocidas, ya que las patatas fritas tienen menor índice glucémico. En cambio, pese a que provocan un mayor pico de glucemia, las patatas cocidas aportan menos calorías y son más saciantes que las patatas fritas. Este es un ejemplo más de que ni la distinción entre carbohidratos «rápidos» o «lentos» ni el índice glucémico son válidos para etiquetar los alimentos como saludables y recomendables o no.

Como hemos mencionado, algunos estudios asocian las dietas que tienen un alto índice glucémico con el aumento del riesgo de padecer enfermedades. Sin embargo, la mayoría de estos son estudios observacionales, con muchas limitaciones y factores de confusión. Las personas que llevan este tipo de dietas suelen comer más ultraprocesados, dulces o refrescos azucarados, y la mayoría son sedentarias. Acostumbran a tener sobrepeso u obesidad o poca masa muscular. Por el contrario, las dietas con menor índice glucémico se relacionan con un menor consumo de ultraprocesados, y quienes las siguen normalmente son personas que cuidan más su salud en general. Además, los alimentos ricos en carbohidratos que tienen menos índice glucémico (verduras, legumbres, etcétera) también suelen aportar más fibra y más antioxidantes, como los polifenoles, por lo que mejoran la salud gracias a factores distintos del índice glucémico.

A lo largo de las últimas décadas se ha planteado la hipótesis de que los alimentos con un índice glucémico alto (los carbohidratos «rápidos») promueven el almacenamiento de grasa y aumentan el riesgo de padecer obesidad. Sin embargo, esto no está demostrado, y existe una controversia entre las diferentes investigaciones relacionadas con la cuestión. Se publicaron estudios que documentaban una mejora en el peso corporal vinculada con las dietas de bajo índice glucémico, sin embargo, dichos estudios no controlaron las calorías o no midieron la pérdida de peso en los participantes del estudio (Livesey *et al.*, 2008; Camps *et al.*, 2017).

Al igual que expliqué cuando hablé sobre el efecto del azúcar en el peso corporal, es preciso entender que en los estudios que no controlan las calorías ingeridas por los sujetos que participan es imposible saber si estos engordan o adelgazan por algún nutriente en concreto o solo porque comen más o menos que lo que gastan. En cambio, muchos estudios que controlan las calorías (esto es importante) demuestran que las dietas con índice glucémico bajo no son mejores para reducir el peso o la grasa corporal que las dietas con índice glucémico alto (Raatz *et al.*, 2005; Braunstein *et al.*, 2016; Gaesser *et al.*, 2021).

Un estudio analizó todas las investigaciones publicadas sobre dietas de alto y bajo índice glucémico y su impacto en el peso corporal, las enfermedades cardiovasculares y la diabetes. Concluyó textualmente que «a partir de los estudios de intervención [recuerda que estos son los estudios que sí pueden demostrar causalidad y no simplemente correlación], no hay datos suficientes para respaldar el beneficio de incorporar dietas de bajo índice glucémico al déficit calórico para bajar de peso» (Vega-López *et al.*, 2018). Otro ensayo reciente con una intervención nutricional de precisión dirigida a reducir los picos de glucosa de las comidas demostró que esta no resultaba en una pérdida de peso mayor que la lograda con una dieta baja en grasas. De hecho, el grupo que comió para reducir la glucemia después de comer perdió de media un 3,26 % del peso corporal, mientras que el grupo que hizo una dieta normal baja en grasa perdió una media del 4,31 % de su peso corporal (Popp *et al.*, 2022).

Esta aparente contradicción se debe, como ya he comentado, a que escoger los alimentos o la dieta solo por el índice glucémico es obviar otros muchos factores igual o más importantes que influyen en la salud y en el peso corporal. Veamos con más detalle por qué ocurre esto:

1. En primer lugar, el peso corporal está regulado sobre todo (aunque no exclusivamente) por el balance calórico general. Sin déficit calórico no se produce pérdida de peso, y si mantenemos en el tiempo una sobreingesta de calorías diaria, engordamos. Por lo tanto, al margen del tipo de los alimentos elegidos, cuando por norma comemos más de lo que necesitamos, no bajamos de peso. Esto importa mucho más que el índice glucémico de un determinado alimento. Pongamos un ejemplo: comer una pieza de fruta, digamos un plátano, tiene una respuesta glucémica más alta que comer ese mismo plátano bañado en crema de cacahuete, pues la grasa que aporta la crema de cacahuete disminuye la respuesta glucémica. Determinar si un alimento es mejor que otro para perder peso

atendiendo solo al pico de glucosa que genera puede hacer que nos decantemos por el plátano con crema de cacahuete en vez de por el plátano solo. Sin embargo, aunque su respuesta glucémica sea menor, la carga calórica del plátano con crema es el triple que la del plátano solo.

Dos investigaciones recientes aclaran muy bien este hecho. Quizá te resulten tediosas las explicaciones de los estudios, pero es fundamental conocerlos, así que abre bien los ojos y lee con atención. En el primero de ellos se dio a personas que tenían prediabetes una cantidad de 20 gramos de almendras una media hora antes de las comidas para averiguar si de este modo les mejoraba la glucemia en sangre. Como veremos más adelante, añadir grasa y fibra a las comidas ayuda a reducir el pico de glucosa en sangre de dicha comida. Y efectivamente, los participantes prediabéticos que tomaron almendras antes de las comidas mejoraron su glucemia y su insulina y perdieron peso. Aparte de las almendras, siguieron una dieta controlada que además les hizo perder peso. Este hecho indica que estaban en déficit calórico. Muy bien, ahora analicemos el siguiente estudio.

La otra investigación consistió en dar 50 gramos de almendras al día a los participantes, también con prediabetes, pero sin controlarles la dieta, es decir, los sujetos mantuvieron su dieta habitual con el añadido de las 300 calorías extra diarias aportadas por las almendras. ¿Qué ocurrió? En efecto, los participantes empeoraron su glucemia y su insulina y además ganaron peso. Al estar en superávit energético, la grasa corporal aumentó y esto les hizo empeorar los niveles de glucosa e insulina. Una vez más, se muestra claramente que lo más relevante es el balance calórico y la composición corporal derivado de ello. Por ello, añadir grasas a frutas u otros alimentos con el objetivo de reducir el pico de glucosa en sangre no tiene sentido si esto implica ingerir más calorías (Gulati *et al.*, 2023; Gravesteijn *et al.*, 2023).

2. Clasificar los alimentos como buenos o malos en función del índice glucémico es un error, y no solo por el hecho de no tener en cuenta su aporte calórico, sino por otros factores que también son cruciales para determinar su calidad, como el valor nutricional, la palatabilidad o el poder saciante. Por ejemplo, las galletas Oreo tienen el mismo índice glucémico que la remolacha; los Lacasitos, que la zanahoria cocida; las patatas Pringles, el mismo que un plátano, y, pese a ello, el valor calórico, el beneficio nutricional y la saciedad que nos aportan unos y otros es muy diferente. Existen multitud de ejemplos más de esta equivalencia.

En resumen, existe cierta tendencia a valorar los alimentos o la calidad de la dieta en función del pico de glucosa en sangre que provoque su ingesta. Esta idea es muy simplista, como hemos visto, y puede dar lugar a malinterpretaciones. Mucha gente piensa que cualquier alimento que eleve la glucosa o la insulina tras ingerirlo es perjudicial, lo cual es falso. Es una respuesta fisiológica normal que tras una comida, sobre todo si es rica en carbohidratos, aumente la concentración de glucosa y, por lo tanto, de insulina en la sangre. Hay que entender que el problema no son las elevaciones que están dentro del rango normal y que bajan dos o tres horas después. Al contrario, esto indica una buena sensibilidad a la insulina. Y que estás sano.

Algunos estudios concluyen que la variabilidad en los picos de glucosa durante el día aumenta el apetito. Sugieren que los alimentos que elevan rápidamente la glucosa en sangre provocan poco después una caída también rápida y profunda que tiene como resultado una breve y ligera hipoglucemia.[1] Este efecto se denomina por lo común «hipoglucemia reactiva» y, aunque no es muy habitual, suele ocurrir entre los 45 y 120 minutos después de una comida (Hofeldt, 1989). La hipoglucemia reactiva podría llevar al cerebro a generar sensación de hambre con el objetivo de recuperar enseguida los niveles de glucosa (Chandler-Laney *et al.*, 2014; Wyatt *et al.*, 2021).

Otras investigaciones apuntan que los alimentos que elevan menos la glucosa en sangre son más saciantes, pero este hecho puede ser debido a que se trata de los que contienen fibra o proteína, los cuales son más saciantes independientemente de su impacto en la glucosa en sangre (Chang *et al.*, 2012). Sin embargo, no existen pruebas convincentes de que las dietas ricas en carbohidratos o con un alto índice glucémico tengan un papel significativo en la influencia del apetito. Ciertos estudios muestran que no existe relación entre la ingesta de carbohidratos simples y los picos de hambre (Liu *et al.*, 2012; Juanola-Falgarona *et al.*, 2014; Silva *et al.*, 2015).

En uno de ellos, los participantes tomaron bebidas con tres tipos diferentes de carbohidratos (con bajo, medio y alto

---

1. Se considera hipoglucemia cuando la glucosa está por debajo de los 70 mg/dl.

índice glucémico), y se examinó cómo las respuestas glucémicas se relacionaban con el apetito. ¿Las personas que tuvieron más subida y bajada de glucosa experimentaron más hambre? Resulta que no. Las conclusiones literales del estudio fueron que las respuestas glucémicas *per se* tienen efectos mínimos en el apetito (Peters *et al.*, 2011).

Otros estudios similares examinaron si las subidas y bajadas de glucosa en sangre aumentaban el apetito, y todos concluyeron que no (Wolever *et al.*, 2009; Schultes *et al.*, 2016). No estoy intentando sentar cátedra sobre este tema. Ni puedo ni quiero decir que el impacto glucémico de los alimentos influya en el apetito. Simplemente muestro la evidencia que contradice de manera sustancial lo que muchos dan por hecho.

La conclusión, según las pruebas científicas, es que, aun considerando que el impacto glucémico de los alimentos afecte al apetito, este efecto es mínimamente relevante. En definitiva, la ciencia pone de manifiesto las constantes exageraciones que publican los blogs, libros o medios sociales que hablan sobre este tema.

OTROS FACTORES QUE INFLUYEN EN LOS PICOS DE GLUCOSA

Para medir los niveles de glucosa se usan sensores de control de glucosa. Estos sensores se colocan en el brazo y toman una medida cada pocos minutos. En realidad, no comprueban la glucosa en la sangre, sino en el líquido intersticial (el líquido que se encuentra entre las células), pero el valor obtenido se asemeja al de la glucosa en sangre.

Las personas con diabetes suelen usar sensores de glucosa que analizan y monitorean sus niveles de glucosa en sangre continuamente. Son muy útiles para tener información y regular su glucemia. Sin embargo, en los últimos años, emplean los sensores personas sanas con una glucemia normal para verificar cómo y cuánto se eleva su glucosa después de comer y a lo largo del día, con el objetivo de comprobar qué alimentos les provocan picos más altos y reducir su ingesta o eliminarlos de la dieta. Es decir, mucha gente sana, sin resistencia a la insulina o diabetes, está monitorizando sus picos de glucosa después de comer con el objetivo de planificar su dieta en función de los resultados.

Por un lado, me parece bien que la población sana sea proactiva a la hora de cuidar su salud, por lo que puede ser una buena idea que alguien quiera comprobar sus niveles de glucosa en sangre si no le importa asumir el gasto del sensor. De hecho, hay estudios que confirman que el uso de sensores de glucosa motiva a muchas personas a cuidarse más o a hacer más ejercicio (Ehrhardt y Al Zaghal, 2020). Incluso puede servir para detectar resistencia a la insulina o prediabetes no diagnosticadas (Dehghani *et al.*, 2021).

Pero, por otro lado, es terrible la enorme confusión que genera el uso del sensor en personas sanas, que no comprenden los datos y toman decisiones contraproducentes. El problema está en la interpretación. La inmensa mayoría de las personas no tiene la información y el conocimiento necesarios para saber interpretar los resultados. Y mucho menos para organizar su alimentación en función de los datos obtenidos. De hecho, esto puede acarrear graves problemas de salud, tanto físicos como psicológicos, si no se tienen ciertas precauciones.

> Etiquetar los alimentos como buenos o malos, o planificar la alimentación con el objetivo de aplanar lo máximo posible los picos de glucosa, es un error.

La dificultad principal la plantea el hecho de que existen muchos factores que determinan cuánto se elevará la glucosa en sangre después de comer. Algunos de estos factores están ligados al propio alimento, pero otros muchos están relacionados con circunstancias que no tienen nada que ver con la comida en sí misma. A continuación relacionaré los factores que más pueden influir en los picos de glucosa tras las comidas.

TASA DE APARICIÓN Y ELIMINACIÓN DE LA GLUCOSA EN SANGRE

Bien, para empezar, es preciso saber que los niveles de glucosa en sangre después de comer no solo dependen de lo que se come.[2] La comida explica la tasa de aparición de la glucosa en la sangre (cuánto y cuándo sube el nivel de glucosa en la sangre), pero hay que tener en cuenta también la tasa de eliminación (cuánta de la glucosa que está en la sangre se introduce en los tejidos y cuánto tarda en hacerlo). Es como cuando abrimos el grifo de la ducha para llenar la bañera: podemos abrirlo al máximo para que caiga mucha agua y se llene rápi-

---

2. Solo por esto debes entender que el pico de glucosa que genere un alimento o comida determinado no es un buen indicativo para clasificar los alimentos como buenos o malos, pues hay factores ajenos al propio alimento que condicionan la respuesta glucémica.

damente, pero si el desagüe está abierto y sale la misma o más agua de la que entra, la bañera jamás se llenará.

Te propongo una prueba: ¿cuál de las siguientes opciones aumentaría más la glucosa en sangre?

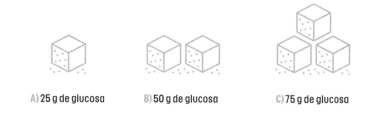

A) 25 g de glucosa   B) 50 g de glucosa   C) 75 g de glucosa

Figura 38: Diferentes dosis de glucosa suministradas a los sujetos del estudio Kowalski *et al.*, 2017.

A priori es lógico pensar que la opción C es la que aumentará en mayor medida el azúcar en la sangre. Esto sería así si solo tuviéramos en cuenta la tasa de aparición de la glucosa en sangre, es decir, si solo nos fijáramos en cuánto hemos abierto el grifo de la bañera, pero debemos contemplar también cómo está el desagüe.

En un estudio se dieron 25, 50 y 75 gramos de glucosa a sujetos sanos, sin embargo, la respuesta de la glucosa en sangre fue similar en todas las dosis probadas. Esto ocurrió porque las tasas de desaparición de glucosa en sangre eran diferentes. Es decir, siguiendo con el ejemplo del grifo y la bañera, aunque en unas bañeras entraba más agua que en otras, el desagüe era mayor en unas que en otras, por lo que las tres bañeras se llenaban al mismo ritmo. Las tasas de eliminación de la glucosa pueden estar aumentadas en algunos sujetos, y esto explica cómo 75 gramos de glucosa pueden producir una respuesta similar en el pico de glucosa en sangre de algunas personas y ser similar al pico que generan 25 gramos en otras personas, pese a ser una cantidad tres veces menor de azúcar ingerida (Kowalski *et al.*, 2017).

¿Y cómo aumentamos la tasa de desaparición de glucosa? Haciendo ejercicio físico. Esto nos lleva al segundo punto.

EJERCICIO FÍSICO Y RESERVAS DE GLUCÓGENO

El pico de glucosa después de comer dependerá en gran medida de cómo estén las reservas de glucógeno en los músculos y de si se hace ejercicio físico de forma regular. Por ejemplo, un poco de actividad física antes o después de comer reduce drásticamente los niveles de glucosa posteriores a la comida (Gill *et al.*, 2002; Borror *et al.*, 2018).

En un estudio (Fuchs *et al.*, 2016), varios sujetos consumieron unos 560 gramos de azúcar en cinco horas. Sí, has leído bien, medio kilo de azúcar. Sin embargo, su glucemia fue normal, se elevó y volvió a niveles de ayuno a las tres horas de haber comido. ¿Cómo puede ser? Exacto, lo has adivinado: los sujetos del estudio hicieron ejercicio intenso antes de la ingesta de la comida, por lo que sus músculos y su hígado tenían bajos niveles de carbohidratos almacenados (glucógeno). El ejercicio es en sí mismo un estímulo clave para que los tejidos absorban y almacenen la glucosa de la sangre.

La mayoría de las personas saben que la actividad física regular puede mejorar la sensibilidad a la insulina y reducir el riesgo de padecer diabetes tipo 2. Lo que quizá no sepan es el drástico efecto que una sola sesión de actividad física puede tener en su glucosa. De hecho, una sola sesión de ejercicio es capaz de mejorar la sensibilidad a la insulina y la tolerancia a la glucosa hasta tres días después de haberla realizado.

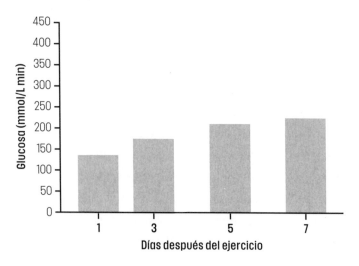

Figura 39: Los picos de glucosa en sangre son más bajos los días después de una sesión de ejercicio físico y van aumentando conforme pasa el tiempo.

Ahora bien, quiero recalcar que este hecho en ocasiones resulta engañoso. Voy a explicarlo con un ejemplo: mira la imagen anterior e imagina que comes un plato de arroz blanco el día después de hacer ejercicio. En ese momento tendrás una respuesta a la glucosa moderada o relativamente baja debido al efecto del ejercicio. Ahora imagina que comes arroz integral el día cinco. Lo más seguro es que tengas un pico de glucosa igual o más alto que cuando comiste arroz blanco el primer día. Puedes llegar a la conclusión de que el arroz integral es igual, o peor, que el arroz blanco respecto al pico de glucosa que generan, cuando realmente la respuesta a la glucosa de ambos alimentos estuvo condicionada por la sesión de ejercicio que hiciste varios días antes.

A diferencia del ejercicio, hay factores que reducen la tasa de eliminación de la glucosa en sangre. Por ejemplo, la resistencia a la insulina o el sedentarismo empeoran la glucemia en sangre. Simplemente comer justo después de haber estado mucho tiempo sentado aumenta la glucemia en sangre poscomida tanto como si tuviéramos resistencia a la insulina (Dempsey *et al.*, 2018). Pongamos un ejemplo: un día tienes mucho trabajo en la oficina, te pasas toda la mañana sentado delante del ordenador resolviendo tareas y llega la hora del almuerzo. Hoy te has preparado unas ricas lentejas. después de comértelas miras la glucosa en sangre a través del sensor que has decidido ponerte y, ¡sorpresa!, las lentejas te han generado un gran pico de glucosa que no te esperabas. Puesto que contienen una cantidad moderada de carbohidratos y son ricas en fibra, ¿cómo han podido las malditas lentejas elevar tanto la glucosa en sangre? Quizá no vuelvas a comer lentejas jamás. Sin embargo, ese pico ha sido generado por el hecho de estar demasiadas horas sentado, no tanto por el alimento en sí.

En definitiva, es muy difícil interpretar adecuadamente los picos de glucosa y muy fácil caer en errores y malinterpretaciones constantes que te hagan cambiar la dieta o eliminar alimentos sin justificación real.

Hay multitud de factores que alteran la glucemia en sangre y no tienen nada que ver con lo que comemos. Si el simple hecho de hacer ejercicio o estar sentado condiciona la respuesta a la glucosa de un alimento, imagina qué efecto pueden tener los demás. Sigo explicándolos.

EL EFECTO DE LA SEGUNDA COMIDA

Existe un fenómeno fisiológico, bien documentado, por el cual los alimentos que se consumen en una comida influyen en la respuesta glucémica de la siguiente comida (Higgins, 2012).

Cuando hacemos una comida, por ejemplo, el almuerzo, rica en carbohidratos, como un plato de arroz, patata o pasta, la glucosa se eleva bastante a continuación. Sin embargo, debemos saber que la subida de la glucosa en sangre no solo depende de la comida en cuestión, sino que se ve influenciada por la comida que hemos hecho antes. En este caso, independientemente de qué alimentos compongan el almuerzo, lo que hayamos desayunado va a influir en que se eleve más o menos la glucosa cuando almorcemos.

¿Cómo afecta la comida anterior a la glucosa en sangre de la siguiente comida?

Volvamos al ejemplo anterior. Nuestro almuerzo es rico en carbohidratos, y unas horas antes hemos desayunado unas tostadas de pan con mermelada y fruta. El desayuno ha sido rico en carbohidratos también, por lo que la glucosa en sangre después de dicho desayuno se ha elevado bastante. Sin embargo, cuando hacemos una comida rica en carbohidratos y elevamos bastante la glucosa en sangre, en la siguiente comida, en este caso el almuerzo, la glucosa en sangre no subirá tanto, aunque ingiramos gran cantidad de carbohidratos.

Es como si al hacer una comida rica en carbohidratos, el organismo dejara preparados los mecanismos de gestión de la glucosa para afrontar la siguiente comida. De hecho, lo que ocurre es exactamente esto. Cuando comemos muchos carbohidratos, las células beta del páncreas dejan prefabricada cierta cantidad de insulina para la siguiente comida. Por lo tanto, al volver a comer, estas células actúan rápidamente porque tienen un poco de insulina preparada. Esta se denomina insulina de primera fase, y como se libera tan deprisa hace que la glucosa en sangre no se eleve tanto.

En cambio, cuando hacemos una comida pobre en carbohidratos, la siguiente vez que comamos carbohidratos estos tendrán un efecto magnificado en la elevación de la glucosa en sangre. En este caso, el organismo no está preparado para la gestión repentina de tantos carbohidratos, es como si lo hubiesen pillado despistado. Y, de nuevo, sucede exactamente eso. Tras una comida pobre en carbohidratos, las células del páncreas reducen la cantidad de insulina prefabricada que pueden almacenar. Esto implica que la respuesta de la insulina no será tan eficaz y la glucosa en sangre se elevará más (Wilkerson *et al.*, 1960; Klein *et al.*, 2021).

Pero es que, para echar más leña al fuego, este hecho también se produce cuando reducimos o eliminamos la ingesta de carbohidratos durante varios días, semanas o meses. Esto genera un círculo vicioso destructivo que he visto a menudo en la consulta. Una persona que mide sus niveles de glucosa en sangre después de comer reduce la ingesta de carbohidratos sin motivo. Posteriormente, cuando come algún plato rico en carbohidratos, o incluso un poco de legumbres o una simple fruta, se lleva una buena sorpresa: la glucosa en sangre se eleva de manera exagerada. Es una respuesta normal, que no indica nada y se conoce desde hace décadas. Aun así, si esta persona lo desconoce, puede coger miedo a consumir carbohidratos y desarrollar carbofobia.

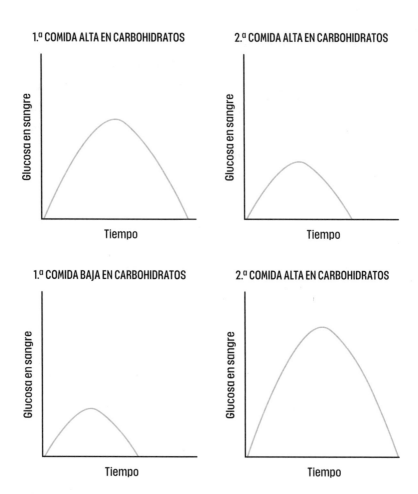

Figura 40: El pico de glucosa en sangre es mayor si hacemos una comida que contiene carbohidratos tras un tiempo sin comerlos, y viceversa.

EL HORARIO DE LAS COMIDAS

La sensibilidad a la insulina cambia a lo largo del día, ya que está ligada a los ritmos circadianos. Esto significa que el pico de glucosa de una comida determinada puede ser diferente en función de si la haces por la mañana o por la noche. Normalmente, las personas sanas son más sensibles a la insulina por la mañana que por la noche, de modo que toleran una mayor ingesta de carbohidratos en la primera parte del día, produciendo menores picos de glucosa, que durante la tarde y la noche.

Es importante, sin embargo, no sacar la conclusión de que comer carbohidratos por la noche es peor que hacerlo por la mañana. En la sensibilidad a la insulina inciden muchos más factores que la hora del día. Por ejemplo, siendo una persona sana y, en principio, con mayor sensibilidad a la insulina por la mañana, resulta que si haces ejercicio por la tarde, serás mucho más sensible a la insulina justo después de esta actividad, por lo que tolerarás mucho mejor una ingesta abundante de carbohidratos en la cena. Además, como veremos más adelante, una sola sesión de ejercicio físico es capaz de mejorar la resistencia a la insulina hasta veinticuatro horas, o más, después de realizarlo (Koopman *et al.*, 2005).

Por el contrario, las personas que sufren diabetes tipo 2 tienen un ritmo circadiano invertido, con la sensibilidad a la insulina y la glucemia relativamente mejor por la noche y más pobre por la mañana. Así pues, suelen tolerar peor la ingesta de carbohidratos por la mañana que por la noche. Es lo que se conoce como «fenómeno del amanecer». Un estudio reciente muestra que reducir los carbohidratos en el desayuno mejora la glucemia durante el resto del día en personas con diabetes tipo 2 (Oliveira *et al.*, 2023). Al igual que ocurre en sujetos sanos, el ejercicio y otros factores pueden cambiar esta tendencia natural circadiana de la sensibilidad a la insulina también en personas con diabetes tipo 2 (Colberg *et al.*, 2010).

EL SUEÑO

No dormir bastante y los trastornos del sueño influyen en los mecanismos reguladores de la glucosa, como muestran muchos estudios (Nedeltcheva *et al.*, 2009; Donga *et al.*, 2010). Los mecanismos por los cuales dormir poco afecta a la resistencia a la insulina y a la glucosa en sangre son similares a los mecanismos vinculados al estrés, por lo que el cortisol también es protagonista en este caso, aunque no el único.

Un estudio demostró que la falta de sueño o irse a dormir demasiado tarde se asocia a los picos de glucosa más altos en el desayuno del día siguiente (Tsereteli *et al.*, 2022). Son muchos los estudios que muestran que dormir poco está relacionado con un mayor riesgo de sufrir diabetes tipo 2 y otras enfermedades (Álvarez y Ayas, 2004; Schmid *et al.*, 2015). No profundizaré mucho en esta cuestión, ya que creo que es ampliamente conocida, pero quiero resaltar que las personas sanas que solo duermen cuatro o cinco horas por noche tienen una respuesta mucho más elevada en el desayuno que las que duermen entre siete y ocho horas (Spiegel *et al.*, 1999). Imagínate que tienes una mala noche, no consigues pegar ojo por algún motivo. Te levantas cansado y somnoliento y decides desayunar tus gachas de avena todos los días. Al terminar, compruebas tu glucosa en sangre con el sensor y descubres que se ha elevado demasiado. Crees que la avena está empezando a no sentarte bien o que estás abusando de ella. Al día siguiente te piensas mucho si volver a desayunar avena y, en caso de hacerlo, te echas la mitad de la cantidad habitual o la acompañas con mantequilla de cacahuete para que la glucosa en sangre no te suba tanto, aunque ello suponga duplicar las calorías que ingieres. Sin embargo, una vez más, el pico de glucosa más alto de lo normal no tuvo nada que ver con la comida, en este ejemplo, la avena, sino con la restricción del sueño.

EL ESTRÉS

Muchas personas son conscientes también de que el estrés puede influir en los niveles de glucosa en sangre, pero es posible que no sepan cuánto. La relación entre el estrés y la glucosa en sangre es compleja, con todo, la hormona cortisol parece desempeñar un papel importante, y ya sabemos que el estrés agudo aumenta el cortisol (Owolabi *et al.*, 2021).

> El **CORTISOL** es una hormona que se eleva cuando sufrimos estrés, tanto físico como psicológico, y cuando hay niveles bajos de glucosa en el organismo.

El estrés influye mucho más de lo que puedas pensar en la respuesta glucémica. Por ejemplo, un estudio demostró que, en personas con diabetes tipo 2, el simple hecho de acudir al dentista aumenta el cortisol y la glucosa (Agani *et al.*, 2022). El estrés mental agudo, en personas con diabetes, parece prolongar el pico de glucosa de después de comer a través de un aumento de la resistencia a la insulina (Moberg *et al.*, 1994). En otro estudio hecho con refugiados de la guerra de Bosnia se vio que el estrés agudo por sí solo provocaba un aumento del pico de glucosa de más de 20 mg/dl (Nowotny *et al.*, 2010).

Por último, otra investigación constató que dar una charla de cinco minutos y tener que resolver un problema de matemáticas en público provocaba un aumento de 27 mg/dl que no se producía en el grupo de control (sin estrés). Solo el estrés, sin ingerir nada de comida, puede crear un pico de glucosa de casi 30 mg/dl (Faulenbach *et al.*, 2012). También existen multitud de estudios que demuestran y evalúan cómo el estrés influye muchísimo en la glucosa en sangre.

Ahora imagínate que estás nervioso o estresado porque debes someterte a unas pruebas médicas importantes, un análisis de sangre, por ejemplo. Ese día decides comerte una paella (arroz) con tus amigos para relajarte, y descubres que tienes un pico de glucosa exageradamente alto. Te asustas y te pones más nervioso porque crees que las pruebas médicas te van a salir mal, lo cual eleva todavía más la glucosa en sangre. A la mañana siguiente acudes muy alterado a extraerte sangre para el análisis. Tras unos días de espera, en efecto, tu glucosa en sangre sale un poco elevada. Crees que es por la paella que te comiste, pero seguramente se debió al estrés que te generó el mismo análisis.

Todos nos enfrentamos a numerosos desafíos en nuestra vida diaria: enfermedades familiares, preocupaciones financieras, estrés relacionado con el trabajo, y estas dificultades influyen en el control de la glucosa sin que intervenga para nada la comida. Algo muy común, y que a menudo vemos en la consulta algunos compañeros de profesión y yo, es que el propio estrés que puede generar el hecho de mirar constantemente la glucosa en sangre con el sensor y querer aplanar los picos de glucosa de las comidas a toda costa puede provocar justo lo contrario, que los picos suban más.

OTROS FACTORES QUE HAY QUE TENER EN CUENTA

De los numerosos factores que pueden afectar a la glucosa en la sangre, seguramente el más curioso de todos, o el que llama más la atención, es el de la percepción psicológica de cómo puede afectar lo que comes a la glucosa en sangre. Así de poderosa es la mente. En un estudio (Park *et al.*, 2020), varios sujetos con diabetes tipo 2 consumieron bebidas con ingredientes idénticos pero que tenían etiquetas de información nutricional engañosas. Todas las bebidas contenían agua con 15 gramos de azúcar, pero a un grupo se le dijo que era agua edulcorada sin un gramo de azúcar y al otro grupo se le dijo que era agua con 30 gramos de azúcar. En la página siguiente verás las etiquetas que se pegaron a las botellas utilizadas en el estudio.

¿Qué ocurrió? La glucosa en sangre se elevó mucho más en los que pensaban que habían tomado una gran cantidad de azúcar.

Otros factores que pueden afectar a la glucosa en sangre son, por ejemplo:

- Las mujeres pueden tener disminuida la tolerancia a la glucosa en la fase lútea del ciclo menstrual, y esto lo han demostrado bastantes estudios (Diamond *et al.*, 1989; Escalante y Salazar, 1999; Brennan *et al.*, 2009). Sin embargo, otros investigadores no han confirmado estos hallazgos (Bingley *et al.*, 2008). La disparidad de resultados puede deberse al tipo de metodología utilizada para evaluar la dinámica de la glucosa y la insulina o a la variabilidad en los valores de las hormonas femeni-

INFORMACIÓN NUTRICIONAL
1 ración por envase
Tamaño por ración: 1

Cantidad por ración

Calorías	**0**

%de valor diario*

Grasa total 0 g	**0%**
Grasas saturadas 0 g	**0%**
Grasas trans 0 g	
Colesterol 0 mg	**0%**
Sodio 0,5 mg	**0%**
Total de carbohidratos 0,0 g	**0%**
Azúcares 0,0 g	
Proteína 0,0 g	

*Los porcentajes de valores diarios se basan en una dieta de 2.000 calorías

INFORMACIÓN NUTRICIONAL
1 ración por envase
Tamaño por ración: 1

Cantidad por ración

Calorías	**124**

%de valor diario*

Grasa total 0 g	**0%**
Grasas saturadas 0 g	**0%**
Grasas trans 0 g	
Colesterol 0 mg	**0%**
Sodio 0,5 mg	**0%**
Total de carbohidratos 31,0 g	**10%**
Azúcares 30,0 g	
Proteína 0,0 g	

*Los porcentajes de valores diarios se basan en una dieta de 2.000 calorías

INFORMACIÓN NUTRICIONAL
1 ración por envase
Tamaño por ración: 1

Cantidad por ración

Calorías	**62**

%de valor diario*

Grasa total 0 g	**0%**
Grasas saturadas 0 g	**0%**
Grasas trans 0 g	
Colesterol 0 mg	**0%**
Sodio 0,5 mg	**0%**
Total de carbohidratos 15,5 g	**5%**
Azúcares 15,0 g	
Proteína 0,0 g	

*Los porcentajes de valores diarios se basan en una dieta de 2.000 calorías

Figura 41: De izquierda a derecha: etiqueta falsa para el grupo que pensaba que estaba tomando agua edulcorada sin azúcar; etiqueta falsa para el grupo que pensaba que estaba tomando 30 gramos de azúcar con agua; abajo, etiqueta real del agua que tomaron todos los sujetos, con 15 gramos de azúcar.

nas potencialmente inherente entre personas, pero es posible que la respuesta glucémica a una misma comida sea diferente en las últimas dos semanas del ciclo menstrual y en las dos primeras.

- Pasar mucho frío (hasta el punto de estar temblando durante una hora) puede disminuir la tolerancia a la glucosa y empeorar la resistencia a la insulina, aunque seguramente sea solo un efecto fisiológico agudo y no tiene repercusiones negativas. Lo importante es que puede afectar a la glucosa en sangre en una comida posterior y alterar la interpretación que hagamos de ello (Sellers *et al.*, 2021).

¿TIENE SENTIDO ALIMENTARTE EN FUNCIÓN DE LOS PICOS DE GLUCOSA?

Como ves, los factores que modulan y alteran tu glucosa en sangre son numerosos, y muchos de ellos ni siquiera están relacionados con las características de los alimentos. Por eso es tan difícil, en condiciones no controladas, como se hace en las investigaciones, medir qué efecto tiene un alimento o una comida concreta en la glucosa en sangre.

Algunos estudios recientes son un claro ejemplo de esto. Así, Sun Kim, endocrina de la Universidad de Stanford, presta ocasionalmente sensores de glucosa a sus alumnos de medicina sanos y sin diabetes para que comprueben sus picos de glucosa y saquen sus propias conclusiones. Los cambios en los picos son tan leves, dijo en una entrevista, que a los estudiantes les aburre recoger esta información (Jaklevik, 2021).

Un estudio de 2019 que tenía como objetivo establecer un punto de referencia para los niveles de glucosa medidos por sensores en personas sanas, descubrió que todos los sujetos pasaban una media del 96 % del tiempo entre 70 mg/dl y 140 mg/dl. Rara vez las lecturas se desviaron por debajo de los 54 mg/dl, el umbral de la hipoglucemia grave, o por encima de los 180 mg/dl, que es el nivel máximo que no debemos superar de manera sistemática para no tener problemas de salud (Shah *et al.*, 2019; Beck *et al.*, 2019). Otros estudios que han medido estos valores en sujetos sanos concluyen lo mismo, como ya comenté al principio de este capítulo.

En una investigación aún más reciente se monitorizaron y controlaron los picos de glucosa de treinta personas sin diabetes que permanecieron internadas en un hospital para controlar al máximo posible todas las variables que pudieran afectar a su glucosa. Quisieron ver si había diferencias en la respuesta glucémica de cada sujeto a una comida determinada cuando la tomaba en diferentes momentos del día. Las conclusiones del estudio son claras: las respuestas de la glucosa en sangre a la misma comida pueden variar mucho según el día o el momento en que se ingiera esta comida. En consecuencia, es muy difícil realizar asesoramientos dietéticos personalizados en función de la monitorización de los picos de glucosa a través de sensores, al menos hasta la fecha (Hengist *et al.*, 2023), pues los resultados son de poca confianza.

En un estudio anterior, el mismo grupo de investigación mostró que se obtienen mediciones totalmente diferentes de la glucosa en sangre en una persona que coma

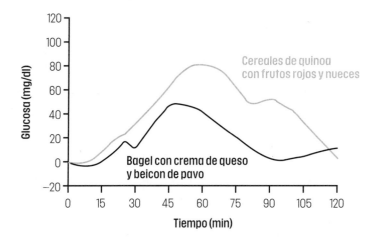

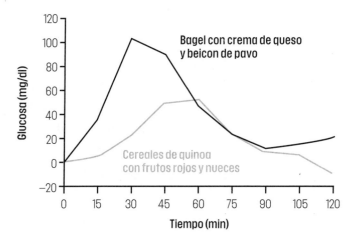

Figura 42: Diferencias en el pico de glucosa en sangre de la misma persona haciendo la misma comida y medida con dos sensores de glucosa de marcas diferentes.

un alimento determinado según la marca o el tipo de sensor que se use. Esto, por si la cuestión no era ya bastante compleja, complica aún más la elaboración de dietas adecuadas empleando sensores de glucosa (Howard *et al.*, 2020).

A menudo los profesionales sanitarios y las empresas minimizan o pasan por alto la complejidad de este asunto, tanto como, por supuesto, la gente que opta por ajustar su alimentación en función de los datos obtenidos por los sensores de glucosa sin tener siquiera nociones básicas de fisiología al respecto. Hoy la nutrición de precisión basada en estos sensores sigue estando lejos de ser válida. Quizá en el futuro la cosa cambie, pero por ahora es mejor ser prudente y, en caso de querer utilizar un sensor, contar con la ayuda de un profesional bien formado que sepa relacionar los datos con todos los factores que he mencionado en este capítulo.

Cada vez es más frecuente que personas sanas sin diabetes quieran controlar sus picos de glucosa después de las comidas usando monitores o sensores de glucosa. Está bien que las personas quieran mejorar su salud, ahora bien, es poco probable que la forma en que algunas de ellas emplean el sensor de glucosa las beneficie. No solo porque el impacto de los alimentos en el nivel de glucosa depende de multitud de factores o porque es necesario conocer lo expuesto en este libro para saber interpretar de forma correcta los picos, sino también porque clasificar alimentos o comidas como buenos o malos fijándose en cuánto elevan la glucosa en sangre es un error garrafal. Por otro lado, también es erróneo centrarse en bajar los niveles de glucosa pensando que eso hace perder peso. Se trata de una correlación, no una causalidad. Si pasas de comer alimentos ricos en azúcares a tomar alimentos más saludables que te moderen los picos de glucosa, perderás peso, pero simplemente porque ingieres menos calorías.

El principal inconveniente de basar la alimentación en el enfoque glucocéntrico sin tener conocimientos suficientes es que se toman medidas para mantener la glucosa baja o para minimizar los picos de glucosa con las comidas que en última instancia llegan a empeorar otros aspectos de la salud. Por ejemplo, una dieta rica en exceso en grasas, sobre todo en grasas saturadas, con el objetivo de reducir los picos de glucosa en sangre puede perjudicar drásticamente la salud, aun con un nivel de glucosa bajo. El colesterol LDL puede aumentar y, con ello, incrementarse el riesgo de padecer enfermedad cardiovascular. Por otra parte, con una dieta muy rica en grasa es fácil mantener una sobreingesta calórica. Recuerda que un gramo de grasa aporta 9 kilocalorías, y que un gramo de carbohidratos, menos de la mitad (4 kilocalorías).

He visto en mi consulta a pacientes que añaden grasas de todo tipo a la comida con el fin de reducir al máximo sus picos de glucosa. Mantequilla, crema de cacahuete, aceites o gran cantidad de frutos secos para aplanar una curva de glucosa que no necesita aplanarse. Esto puede convertirse en una idiotez nutricional que, por si eso te parece poco, suma un montón de calorías a la dieta, pero ese no es el único problema. Debes saber que el pico de glucosa que genere un alimento a corto plazo tras ingerirlo no es lo mismo que el impacto que pueda ejercer dicho alimento en la tolerancia a la glucosa o en la resistencia a la insulina. Por ejemplo, si comes repetidamente alimentos como carnes o embutidos grasos, los picos de glucosa a corto plazo serán bajos, pero el excesivo aporte calórico al final te hará engordar. Además, la sobreingesta de grasa saturada por sí misma puede generar resistencia a la insulina a largo plazo.

> Debemos comer de una manera que optimice la tolerancia
> a la glucosa y mejore la sensibilidad a la insulina
> a largo plazo. Esto reducirá el nivel de glucosa en sangre
> a lo largo del día de manera general.

Por otro lado, catalogar los alimentos como buenos o malos en función del pico de glucosa que generen es simplista y puede dar lugar a errores de bulto. Uno de ellos es pensar que cuanto menos se eleve la glucosa en sangre después de comer, mejor, y evitar los carbohidratos a toda costa, lo cual puede derivar en carbofobia. Hoy en día, además del miedo a consumir carbohidratos, se está instaurando cierta glucorexia, que es como llaman algunos investigadores a la obsesión por aplanar o mantener a raya los picos de glucosa en sangre generados por los alimentos.

En definitiva, los sensores de glucosa pueden darnos información útil, sobre todo en personas con diabetes, pero dicha información hay que saber interpretarla. Si eres una persona sana sin diabetes, no necesitas este artefacto. El ser humano lleva millones de años de evolución y se las ha ingeniado bien sin llevar sensores de glucosa en el brazo. Es más, a falta de la formación adecuada para valorar los datos, lo único que hará el sensor será causarte un estrés innecesario y, probablemente, hacerte tomar malas decisiones dietéticas. Si decides usarlo, has hecho bien en adquirir este libro. Ahora ya sabes cómo interpretar los resultados obtenidos. Si decides no usarlo, no te preocupes lo más mínimo. Siguiendo los consejos que te doy en estas páginas no tendrás que preocuparte de andar monitorizando la glucosa en sangre, ya que mejorarás tu salud metabólica, perderás peso y optimizarás todos estos parámetros automáticamente. Y llegados a este punto, es hora de explicarte cómo mejorar la sensibilidad a la insulina y el nivel de glucosa en sangre. ¿Estás preparado? Coge papel y boli, lee con atención los próximos capítulos y ponte en marcha para conseguirlo.

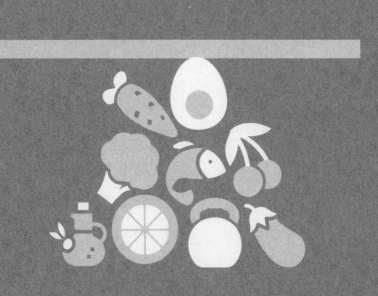

BUSCANDO SOLUCIONES

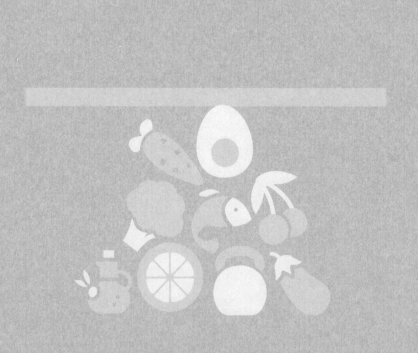

8. BALANCE ENERGÉTICO Y COMPOSICIÓN CORPORAL

Muchas personas preocupadas por mantener un buen control de la glucosa en sangre o prevenir o tratar la resistencia a la insulina y la diabetes tipo 2 vienen a mi consulta o me escriben a través de las redes sociales porque no tienen claro qué deben hacer. Suelen pensar que la clave está en hacer cosas especiales que ven en las redes; sin embargo, lo realmente importante y efectivo es actuar tal como hacemos para mantenernos sanos en general. Así, lo fundamental para tener una buena salud metabólica es incorporar al día a día hábitos saludables. Qué buena noticia, pues está en tu mano poder tener una buena salud metabólica y un peso corporal saludable. La cuestión es qué hay que hacer, y cómo.

Es normal que aún no distingas del todo cuáles son los factores que más influyen en la regulación de la glucosa y la insulina en la sangre; a veces nos centramos en acciones que apenas afectan a la salud y olvidamos las que de verdad son importantes. Uno de los principales defectos que observo en los mensajes que se divulgan en las redes sociales o algunos medios de comunicación es que no se explica la importancia de cada concepto ni el impacto real que ejerce en la salud.

Por eso, mucha gente cree que para mejorar su nivel de glucosa en sangre tomar un chupito de vinagre antes de las comidas o evitar comer una pieza de fruta sola a media mañana o a media tarde tiene el mismo efecto, o más, que hacer ejercicio, mantener una buena composición corporal o tener en cuenta el balance calórico general de la dieta. A veces nos obsesionamos con pequeñas cosas que apenas afectan a las salud y olvidamos los factores determinantes.

Al igual que no te comprarías una caravana sin antes aprender a conducir un coche, no tiene sentido que te preocupes por cuánto eleva la glucosa un determinado alimento si en tu dieta general comes más calorías de las que necesitas de manera habitual. Tampoco sirve de nada tomar un chupito de vinagre antes de las comidas si luego no haces ejercicio, ni que te preocupes por el orden de la ingesta de los alimentos para reducir el pico de glucosa si sufres de estrés crónico. Para que te hagas una idea de la magnitud de importancia de los factores, te los presento situados en una pirámide jerárquica.

Para aprender a gestionar adecuadamente cada uno de estos factores te invito a seguir leyendo. Estás a punto de descubrir cómo gozar de una excelente salud metabólica y alejarte de la mayoría de las enfermedades que asolan a los países desarrollados, como la diabetes tipo 2, la obesidad o las enfermedades cardiovasculares, entre otras. Además, si pones en práctica los consejos que te voy a dar en adelante, puedes estar seguro de que te cuidarás con rigor científico, sin extremismos, sin mitos y sin alarmismos injustificados. Disfrutando de la comida y alejándote de restricciones severas o dietas rígidas. Con flexibilidad, naturalidad y sin miedo. Haciendo

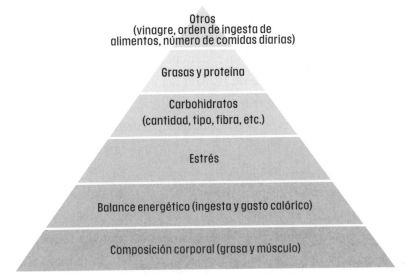

Figura 43: Los factores que intervienen en la aparición de la resistencia a la insulina o diabetes son múltiples y están interrelacionados, por lo que este orden establecido no debe tomarse de manera categórica.

ejercicio físico, pero con indicaciones relevantes para mejorar la resistencia a la insulina y gestionando adecuadamente otros factores implicados en la desregularización de la glucosa, como por ejemplo el estrés. Sigue leyendo los próximos capítulos con atención.

 IMPORTANTE: Si ya tienes diagnosticada prediabetes o diabetes tipo 2, sobre todo si estás tomando medicación o te estás tratando con insulina, consulta con tu médico antes de nada, porque si pones en práctica lo que viene a continuación seguramente mejorarás la resistencia a la insulina y el nivel de glucosa, de modo que tendrás que ajustar la medicación.

Los consejos que voy a darte a continuación sirven tanto si eres una persona sana que quiere mantener a raya la glucosa en sangre y prevenir la resistencia a la insulina como si eres una persona que sufre de resistencia a la insulina o diabetes tipo 2. Pese a ello, existen algunas diferencias entre aquellos que buscan prevenir la enfermedad y aquellos que la tienen instaurada. Por ejemplo, una de las más importantes es la cantidad de carbohidratos que son capaces de gestionar unos y otros, pero no te preocupes, porque te lo detallaré todo poco a poco. Coge un bolígrafo y ve anotando. Vamos a empezar por lo primero, por lo fundamental si quieres tener una buena salud metabólica: la pérdida de peso y la composición corporal.

DÉFICIT CALÓRICO Y PÉRDIDA DE GRASA CORPORAL

Si has llegado hasta aquí, sabes que el exceso de grasa corporal, sobre todo cuando se trata de grasa visceral y ectópica, es una de las primeras causas de la resistencia a la insulina, que a su vez favorece la aparición de la prediabetes, la diabetes tipo 2 o las enfermedades cardiovasculares. El sobrepeso y la obesidad están íntimamente ligados a todas estas enfermedades. En consecuencia, tanto si tienes sobrepeso u obesidad como si no, lo adecuado es controlar el peso corporal.

Ahora bien, el peso, por sí solo, no es buen indicativo del estado de salud. Tampoco lo es el índice de masa corporal (IMC), una ecuación que solo tiene en cuenta el peso y la altura, pero no qué parte del peso es grasa y qué parte, músculo. Así, es posible mantenerse saludable con un peso corporal elevado, cuando se tiene mucha masa muscular, mientras que con un peso bajo o normal se puede sufrir de resistencia a la insulina u otras alteraciones metabólicas, pues a veces hay poca masa muscular pero una acumulación de grasa visceral o ectópica. Por lo tanto, aunque hablemos de peso corporal porque es más fácil de entender, recuerda siempre que lo realmente importante es la composición corporal (qué parte del peso es grasa y qué parte es músculo) y la lipodistribución (dónde se localizan las reservas de grasa).

Para mantener una buena salud metabólica, lo primero es vigilar que la composición corporal sea la adecuada. Cuando el porcentaje graso se encuentra en un rango saludable y se tiene una buena condición muscular es muy raro que surjan problemas con la glucosa en sangre o aparezca resistencia a la insulina. Además, te daré una buena noticia: no se trata de tener un espectacular cuerpo *fitness*. No, no es necesario, recuerda que no estamos hablando de estética, sino de salud. En consecuencia, no hace falta que luzcas los abdominales marcados o una cintura de avispa para gozar de una estupenda salud metabólica. Puedes estar perfectamente saludable aunque te cojas un buen pellizco de grasa en la barriga o las caderas. Puedes ser sensible a la insulina aunque tengas celulitis, y tu glucosa en sangre puede estar perfectamente regulada aunque no entres en un pantalón de la talla 38.

> Es difícil establecer un porcentaje de grasa corporal específico a partir del cual la resistencia a la insulina comience a surgir de manera generalizada. La relación entre la grasa corporal y la resistencia a la insulina es compleja y está influenciada por multitud de factores.

Como expliqué en capítulos anteriores, para perder grasa corporal debemos buscar un balance calórico negativo, un déficit calórico, es decir, comer menos de lo que gastamos. El déficit calórico, sin embargo, no es el único medio, en absoluto, pero sí el más importante. Si no generamos un déficit calórico, da igual el tipo de alimentos que comamos o lo saludable que sea la dieta, seguiremos sin perder peso. La elección de los alimentos y su calidad nutricional son fundamentales, como veremos más adelante, pero aunque tomemos comida saludable, si la comemos en exceso, no perderemos grasa. Por lo tanto, de poco sirve preocuparse por comer más o menos carbohidratos, por cuántas comidas deben hacerse al día, por los picos de glucosa después de las comidas o por si es mejor comer la fruta antes o después del plato principal, ya que si no se genera un déficit calórico en general que haga perder el exceso de grasa acumulada, no se conseguirán grandes mejoras (Kirk *et al.*, 2009).

La evidencia científica acerca de que el déficit calórico en sí mismo es suficiente para mejorar drásticamente la resistencia a la insulina es concluyente (Churuangsuk *et al.*, 2022). Es más, algunos estudios muestran que solo el hecho de comer menos de lo que gastamos, aunque no haya pérdida de grasa corporal, ya de por sí puede mejorar la resistencia a la insulina, al menos hasta cierto punto, y puede reducir la necesidad de insulina en pacientes con diabetes tipo 2 (Gabel *et al.*, 2019; Mthembu *et al.*, 2022; Meehan *et al.*, 2015).

Pese a estas mejoras considerables, un déficit calórico a corto plazo no será suficiente para revertir de manera sustancial estos parámetros. Si tenemos un exceso de grasa corporal, es necesario mantener el déficit calórico en el tiempo para perder dicha grasa y mejorar la resistencia a la insulina (Eldib *et al.*, 2023).

> Recuerda que el mero hecho de estar en déficit calórico ya reduce significativamente los niveles de glucosa y de insulina en sangre de manera general, aunque se eleven de forma puntual cuando comemos.

¿CÓMO SÉ SI ESTOY EN DÉFICIT CALÓRICO?

Para saber si estás en déficit calórico no es preciso calcular las calorías que comes y las que gastas; el déficit calórico o superávit calórico es un estado fisiológico que determina el estatus energético. Si un día comes un poco menos y te mueves más (aunque no tengas ni idea de cuántas calorías comes ni cuántas calorías gastas), seguramente habrás conseguido un déficit calórico sin siquiera haber sido consciente de ello. Por eso mucha gente que decide perder peso por su cuenta reduce conscientemente la cantidad de comida que ingiere y empieza a hacer actividad física o ejercicio, y así consigue perder peso, al menos las primeras semanas. Pero esto que parece tan fácil es un arma de doble filo. Por un lado, lo más normal es que después de perder un poco de peso, la pérdida se estanque y se pare. A veces incluso se recupera el peso perdido más unos kilos extra, por desconocer cómo funciona la fisiología humana en este proceso. Por otro lado, para perder grasa no sirve cualquier déficit calórico. Si el déficit calórico es insuficiente o no se va ajustando con el paso del tiempo, no se pierde grasa y la reducción se estanca enseguida. Si, al contrario, el déficit calórico es demasiado grande, es decir, se reduce mucho la cantidad de comida ingerida, se pierde grasa, pero también músculo. Perder músculo es lo peor que puede pasar en un proceso de pérdida de peso. Recuerda que el músculo es fundamental para la salud metabólica, ya que es el principal almacén de glucógeno del organismo. Si reducimos nuestro almacén de glucógeno, tendremos menos espacio para guardar glucosa y menos receptores de insulina.

Para asegurar un déficit calórico adecuado y bien establecido, lo mejor es contar con la ayuda de un nutricionista. Para quienes no se lo puedan permitir, decidí desarrollar una aplicación llamada SPOTIEAT con un algoritmo inteligente que ajusta la dieta y calcula el déficit calórico óptimo para cada persona simplemente a partir de ciertos datos. Es una aplicación gratuita que te puedes descargar ahora mismo en tu teléfono móvil. Miles de personas la han probado y han conseguido perder grasa y mejorar su salud con una dieta flexible. Si quieres más información al respecto, te recomiendo mi libro *Quema tu dieta*, que aborda la cuestión de la pérdida de grasa.

DÉFICIT CALÓRICO PARA REMITIR LA DIABETES TIPO 2

Durante muchos años se pensó que la diabetes tipo 2 era una enfermedad crónica con daño irreversible y progresivo de las células beta. En consecuencia, a quienes la padecen se les suele decir, en el momento del diagnóstico, que deben acostumbrarse a tener una enfermedad de por vida que seguramente irá a peor conforme avancen los años. Pero esta arraigada creencia se basa en datos de grupos de personas cuyo peso aumentó de manera constante (aproximadamente 5 kilos, según un estudio famoso) (Lim *et al.*, 2011). Esto indica que dichos sujetos no adquirieron hábitos de vida adecuados para mantener a raya la diabetes. Muchos pacientes con diabetes tipo 2 tratados con insulina, es decir, que se inyectan insulina para mantener sus niveles de glucosa a raya, aumentan de peso por el hecho de tener que inyectarse insulina. Si, además, no cambian su estilo de vida, no mejoran su alimentación y/o no hacen ejercicio, el problema solo empeorará.

Sin embargo, hoy se sabe que la diabetes tipo 2 se puede remitir y que depende principalmente del estilo de vida, sobre todo de la reducción en la ingesta calórica y del ejercicio físico. Esto no significa que todos puedan conseguirlo. En casos más complejos, de muchos años de evolución y donde hay disfunción exagerada o destrucción casi total de las células beta del páncreas, puede ser más complejo, pero la evidencia científica muestra cómo en la mayoría de los casos esta enfermedad crónica, en especial si se coge a tiempo, puede llegar a remitir en su totalidad e incluso recuperar la normalización en la función de las células beta del páncreas (Al-Mrabeh *et al.*, 2021; Lim *et al.*, 2011).

De hecho, recientemente se ha demostrado por primera vez que los pacientes con diabetes tipo 2 que se someten a un régimen de restricción calórica y ejercicio y que, por lo tanto, consiguen remitir la diabetes tipo 2, pueden incluso recuperar gran parte de la masa celular destruida del páncreas, de modo que el órgano vuelve prácticamente a su función normal. Esto, sin duda, abre un nuevo camino hacia la comprensión de la enfermedad y la recuperación de los pacientes (Al-Mrabeh *et al.*, 2020).

El término **REMISIÓN** no es sinónimo de «curación». Hay grandes diferencias entre ambas palabras. Hablamos de remisión y no de cura total porque las personas con diabetes tipo 2 de larga evolución, aunque consigan tener todos los parámetros estables, deben hacerse chequeos constantes, pues si se abandonan los hábitos de vida, aumentan de peso, sufren estrés, etcétera, pueden recaer. Según el consenso de la ADA de 2009, se considera remisión completa cuando la remisión persiste durante cinco años o más sin farmacoterapia, con niveles de HbA1c de menos de 6,5 % y de glucosa en sangre en ayunas de entre 100 y 125 mg/dl (Gorodeski y Alfakara, 2023).

Uno de los primeros estudios en demostrar que la diabetes tipo 2 puede remitir completamente generando un déficit calórico, mediante dieta y ejercicio, que lleve a la pérdida de peso fue el famoso «Counterpoint». Posteriormente se realizaron muchas otras investigaciones, incluso mejor diseñadas, que concluyeron en lo mismo. Algunos ejemplos son el estudio «Direct» o el estudio «Retune».

Las dietas empleadas en muchos de estos estudios, aunque estaban preparadas para generar un déficit calórico, no necesariamente eran pobres en hidratos de carbono. Pese a ello, las mejoras se dieron de todos modos. En ocasiones se recomendaba una ingesta de carbohidratos por encima del 50 % del total de la ingesta calórica a pacientes con diabetes tipo 2. Estas dietas eran ricas en cereales integrales, frutas, verduras, etcétera (Knowler *et al.*, 2002; Tuomilehto *et al.*, 2001; Taylor, 2019; Gow *et al.*, 2017; Lim *et al.*, 2011).

Esto tiene dos grandes implicaciones:

- La diabetes tipo 2 se puede revertir en gran medida cambiando el estilo de vida. Mejorar la alimentación y hacer ejercicio buscando un déficit calórico que haga perder grasa es fundamental para ello.
- Incluso en pacientes con obesidad y con diabetes tipo 2, que es seguramente el contexto que menos tolerancia tiene a los carbohidratos, al reducir la ingesta calórica total (déficit calórico) y al perder grasa corporal, los pacientes consiguieron mejorar de forma drástica su enfermedad, aun consumiendo una dieta rica en carbohidratos en proporción con los otros macronutrientes (Magkos *et al.*, 2020).

> El hecho de generar un déficit calórico a través de la dieta acompañado de ejercicio físico puede conseguir la remisión completa de la diabetes tipo 2, independientemente de la composición nutricional de dicha dieta.

Sin embargo, aunque las personas con resistencia a la insulina o diabetes tipo 2 puedan mejorar muchísimo con una dieta baja en calorías y haciendo ejercicio, aunque coman bastantes carbohidratos, seguramente se beneficien aún más si reducen también la ingesta de este macronutriente (Goldenberg *et al.*, 2021). Más adelante lo veremos con mayor detalle.

¿DÉFICIT CALÓRICO SI ESTOY DELGADO?

Si tu composición corporal es adecuada, es decir, si no tienes un exceso de grasa corporal, *a priori* no es necesario que busques un déficit calórico continuo. Sin embargo, ya sabes que, pese a no tener demasiada grasa corporal subcutánea, si eres una persona sedentaria y tus hábitos nutricionales no son adecuados, puedes acumular grasa visceral o ectópica. Quienes acumulan estos tipos de grasa son los llamados «delgados metabólicamente obesos», aunque yo prefiero el nombre de «delgados metabólicamente alterados» para no incidir en el estigma de la obesidad (Lee, 2009; Choi *et al.*, 2013).

Las personas delgadas no están exentas de sufrir resistencia a la insulina o diabetes tipo 2, ya que una cosa es el peso corporal y otra bien distinta la composición corporal y la lipodistribución. Ojo, no quiero alarmar a nadie: siempre que el peso corporal y la grasa visible no sean demasiado elevados y se haga un poco de ejercicio, no hay nada de qué preocuparse. En caso contrario, es importante tomar ciertas precauciones.

Aunque los delgados metabólicamente saludables no es necesario que traten de lograr un déficit calórico, sí que deben hacer ejercicio físico y cuidar la alimentación. El ejercicio es la mejor herramienta para perder grasa visceral y ectópica, por mucho que el porcentaje de grasa corporal general no sea elevado. De esto hablaré más adelante. En cuanto a la alimentación, cuidar los alimentos que decidimos incorporar a la dieta es fundamental, tanto si es preciso perder grasa corporal como si no. Por ello en el siguiente capítulo trataré esta cuestión.

9. ALIMENTOS Y NUTRIENTES

Para perder grasa de manera significativa debemos comer menos de lo que gastamos, pero eso no quiere decir que podamos comer cualquier cosa siempre y cuando estemos en déficit calórico. Los alimentos son mucho más que calorías, y que una dieta sea saludable o no depende de la calidad de los alimentos que la compongan.

En la actualidad, la nutrición se ha convertido en ideología, y no seguir el camino que promueven algunos gurús se convierte en un estigma. Huevos, lácteos, carne, legumbres, fruta, verduras, pescado, ¿queda algún alimento que no haya sufrido acoso en internet? Carbohidratos, proteínas, grasas... Si te das una vuelta por las redes sociales, te dirán que son todos malísimos. Cada cual te contará su película, sesgada según su desconocimiento o, simplemente, por la moda de cuestionar cierto alimento.

La verdad es mucho más sencilla. A grandes rasgos, y salvo excepciones, cualquier alimento que sea comida real, es decir, que no esté procesado, tiene cabida en una dieta saludable. Lo único que es preciso tener en cuenta es la cantidad que se ingiere de cada uno. No debemos ingerir la misma cantidad diaria de verduras que de fruta, no es igual la carne blanca que la carne roja, y las legumbres y los huevos no son intercambiables, por poner algunos ejemplos.

Tu dieta, por lo tanto, ha de basarse en alimentos reales. A continuación intentaré resolver las dudas que podrían surgirte a la hora de identificar la comida real.

¿CÓMO SÉ QUE ES COMIDA REAL Y NO PROCESADA?

Lo ideal es que contenga pocos ingredientes. El único ingrediente del pollo es pollo. El único ingrediente de un pimiento rojo es pimiento. Parte de la base de que los alimentos reales que más nos interesan contienen un solo ingrediente. Sin embargo, esto no significa que determinados alimentos procesados o con más ingredientes no sean adecuados. En la mayoría de los casos, que un alimento tenga pocos ingredientes indica que está poco procesado. Veamos de manera clara y sencilla qué criterios se siguen para clasificarlos.

Productos no procesados. Son de origen vegetal (frutas, verduras, tubérculos, semillas, entre otros) o de origen animal (carnes, leche, huevos, entre otros). Se llaman alimentos naturales o no procesados porque no contienen sustancias añadidas como azúcar, sal, grasas, edulcorantes o aditivos.

Productos mínimamente procesados. Son alimentos naturales que han sido alterados sin que se les agregue o introduzca ninguna sustancia externa. Estos procesos «mínimos» (limpiar, lavar, pasteurizar, descascarar, pelar, deshuesar, rebanar, descremar, esterilizar, entre otros) pueden aumentar la duración de los alimentos, permitir su almacenamiento, ayudar a su preparación culinaria, mejorar su calidad nutricional y tornarlos más agradables al paladar y más fáciles de digerir.

Alimentos procesados. Son los alimentos alterados por la adición o introducción de sustancias (sal, azúcar, aceite, preservantes y/o aditivos) que cambian la naturaleza de los alimentos originales con el fin de prolongar su duración o hacerlos más agradables. Ejemplos: verduras o leguminosas enlatadas o embotelladas; frutas en almíbar; pescado conservado en aceite; algunos tipos de carnes y pescados procesados (jamón, tocino, pescado ahumado, entre otros); queso, al que se le añade sal, etcétera. En esta categoría encontramos tanto productos no recomendables para la salud como otros perfectamente aceptables, como, por ejemplo, algunos enlatados y conservas de productos cárnicos, pescado, verduras, legumbres cocidas, etcétera.

Ultraprocesados. Estos productos se formulan, en su mayoría, a partir de ingredientes industriales que no suelen contener ningún alimento natural ni entero. No todos son iguales, pero la gran mayoría son poco o nada recomendables; algunos son directamente una basura industrial.

Los ultraprocesados son productos alimenticios fabricados por la industria alimentaria a partir de multitud de compuestos. En la etiqueta del envase hay una lista interminable de ingredientes y aditivos, en las que suelen figurar palabras como «azúcar», «derivados del azúcar», «grasas parcialmente hidrogenadas» (grasas trans), «sal» o «aceites vegetales», entre otras.

No hay duda de que los alimentos ultraprocesados han contribuido de manera sustancial a que la población engorde y enferme, y ello por diferentes motivos:

- Son alimentos muy ricos en calorías, pero con baja densidad nutricional. La comida rápida y los ultraprocesados proporcionan una gran cantidad de calorías de mala calidad y a su vez suelen contener poca fibra, vitaminas y minerales.
- Suelen contener muchos azúcares añadidos. De hecho, la mayor parte del azúcar que ingerimos procede de los productos ultraprocesados. La mayoría de ellos, incluso los que no son dulces, contienen azúcares añadidos. Un ejemplo claro son algunas salsas o el tomate triturado.
- Además de los azúcares añadidos, contienen grandes dosis de grasas de mala calidad, grasas trans y otros compuestos que convierten estos alimentos en una bomba calórica.
- No sacian. Los ultraprocesados y la comida basura tienen un bajo índice de efecto saciante, es decir, no quitan el hambre.
- Pueden hacernos comer más. Los alimentos ultraprocesados, sobre todo los que son ricos en grasas y azúcares, pueden generar adicción en mayor medida que la comida real, ya que potencian la liberación de dopa-

mina en el cerebro. Esto puede resultar en una mayor motivación para adquirir y comer estos alimentos y, en algunas personas, podría conducir a conductas alimentarias similares a las de la adicción. Aun así, los investigadores concluyen que para que se cree una adicción a la comida tienen que darse un conjunto de factores (genéticos, psicológicos, etcétera) que predispongan a ello.

¿NINGÚN ALIMENTO PROCESADO O ULTRAPROCESADO ES SALUDABLE?

Aunque debamos basar nuestra dieta en alimentos nada o poco procesados, no significa que tengamos que descartar comidas con cierto grado de procesamiento. De hecho, existen muchos alimentos procesados e incluso ultraprocesados que son perfectamente saludables. Son los que denominamos «buenos procesados», como, por ejemplo, el aceite de oliva virgen extra, el tofu, la *whey protein*, el pan cien por cien integral, algunas conservas o productos enlatados, las legumbres en bote y muchos otros. Es más, ni siquiera el consumo puntual y controlado de algunos ultraprocesados no muy saludables representa un serio problema.

Las clasificaciones actuales de los alimentos en no procesados, procesados y ultraprocesados dejan mucho que desear. La comunidad científica reconoce estas carencias, ya que existen multitud de excepciones que nos llevan a cuestionar la consideración de muchos alimentos como aptos o no aptos en función del grado de procesamiento (Braesco *et al.*, 2022; Gibney, 2023; Messina *et al.*, 2023).

Por ejemplo, un estudio recientemente publicado encontró que un mayor consumo de alimentos ultraprocesados aumentaba el riesgo de padecer diabetes tipo 2 y enfermedad cardiovascular, sin embargo, no todos los alimentos ultraprocesados se relacionaban con el aumento del riesgo. Otra investigación proporciona un ejemplo más concreto de esta circunstancia, pues concluyó que las tostadas de pan cien por cien integral, que son un ultraprocesado, se asociaban a un menor riesgo de sufrir diabetes tipo 2, mientras que los cereales refinados se relacionaban con un riesgo mayor (Vadiveloo y Gardner, 2023).

¿CÓMO SABER QUÉ ALIMENTOS PRIORIZAR O CONSUMIR EN MAYOR CANTIDAD?

No existe una proporción o distribución única de alimentos que sea óptima. Se puede estar perfectamente saludable y tener una buena salud metabólica con diferentes distribuciones. Pese a ello, de forma genérica la evidencia científica nos dice que una dieta adecuada debe estar compuesta principalmente por alimentos de origen vegetal. Verduras, frutas, cereales integrales, tubérculos, legumbres, aceite de oliva virgen extra, frutos secos, semillas, etcétera, deben componer al menos el 70 % de la dieta. Son muchos los estudios que han mostrado que las dietas basadas en plantas o con una gran proporción de alimentos de origen vegetal disminuyen sustancialmente el riesgo de desarrollar resistencia a la insulina, prediabetes o diabetes tipo 2 (Jardine *et al.*, 2021; Tonstad *et al.*, 2013; Satija *et al.*, 2016; Chen *et al.*, 2018; McMacken *et al.*, 2017).

Esto no significa que no podamos o no debamos comer alimentos de origen animal. Una vez cubramos al menos tres cuartas partes de la dieta con alimentos de origen vegetal, podemos completarla con alimentos de origen animal como lácteos, incluso algunos lácteos fermentados, huevos, carnes magras no procesadas, pescados o mariscos.

Un ejemplo de dieta saludable, cuyos efectos positivos en la salud seguramente son los que más respalda la evidencia científica, es la **dieta mediterránea**. La dieta mediterránea se ha relacionado con grandes beneficios para la salud, incluidas mejoras en la resistencia a la insulina, el nivel de glucosa en sangre y la diabetes (Martín-Peláez *et al.*, 2020). La dieta mediterránea se fundamenta en el patrón dietético original de los países del mar Mediterráneo. En estos países, sin embargo, a medida que han experimentado la modernización, las dietas tradicionales han cambiado, por lo que es difícil definir de manera clara los componentes de la dieta mediterránea actual. La mayoría de los investigadores están de acuerdo en que la dieta mediterránea original se basa en una gran cantidad de vegetales, frutas frescas, legumbres, cereales integrales no procesados, nueces, semillas, aceite de oliva virgen extra, pescado, aves, huevos y, en menor proporción, carnes rojas (una vez por semana), lácteos y quesos. También incluye el vino tinto, que, aunque a dosis mínimas (insisto, mínimas) podría tener ciertos beneficios, no se puede recomendar por su contenido en alcohol, que es tóxico, así que cuanto menos mejor (Davis *et al.*, 2015).

Muchos de los alimentos básicos de la dieta mediterránea son productos que contienen una gran variedad de fitoquímicos y polifenoles, los cuales generan un efecto antioxidante y pueden ayudar a inhibir la absorción intestinal de glucosa y fomentar la sensibilidad a la insulina (Guasch-Ferré *et al.*, 2017).

El estudio PREDIMED, hecho en España, evaluó el efecto de la dieta mediterránea en la salud cardiometabólica (Salas-Salvadó *et al.*, 2014). El estudio mostró una reducción del 40 % en el riesgo relativo de padecer diabetes en las personas que llevaban una dieta mediterránea, sin que hicieran ejercicio ni perdieran peso, lo cual es un ejemplo más de que la calidad nutricional, es decir, los alimentos que conforman la dieta, contribuye de forma considerable a la mejora de la gestión de la glucosa en sangre y de la insulina aunque no haya una pérdida de peso.

Este hecho es especialmente importante en personas de peso normal que tengan acumulación de grasa visceral o ectópica. En las personas que tengan un exceso de grasa, si combinamos la restricción calórica con una buena selección de alimentos e incorporamos el ejercicio físico, los resultados se multiplican. Por ejemplo, una investigación observó que la pérdida de peso inducida por la dieta y el ejercicio duplicó las mejoras en cuanto a la resistencia a la insulina respecto a las obtenidas por los sujetos que perdieron la misma cantidad de peso pero solo haciendo dieta (Beals *et al.*, 2023).

Para que se generen cambios duraderos en la pérdida de peso y la regulación de la glucosa en sangre es necesario que la dieta genere **adherencia**, es decir, que se sostenga a largo plazo. Las pérdidas de peso cortoplacistas derivadas de dietas rígidas y prohibitivas difíciles de seguir no hacen más que empeorar la salud metabólica a largo plazo. Por este motivo, abogar por dietas más flexibles que incluyan con frecuencia alimentos del gusto del paciente es clave para que se mantengan a lo largo del tiempo.

¿EXISTE UNA DISTRIBUCIÓN ÓPTIMA DE MACRONUTRIENTES?

La resistencia a la insulina y, en última instancia, también la diabetes tipo 2 son patologías derivadas de un gran consumo de calorías y del sedentarismo, lo cual lleva a un aumento de la grasa corporal (subcutánea, ectópica y visceral), sin importar demasiado de dónde procedan las calorías, si de carbohidratos, de grasas o de proteínas. Esto implica que la pérdida de grasa corporal generada a través de un déficit calórico (restricción dietética de calorías y aumento de la actividad física) puede remitir la diabetes tipo 2 independientemente de cómo estén distribuidos los nutrientes (carbohidratos, proteínas y grasa) en esa dieta. Y así lo han demostrado las investigaciones científicas en los últimos años (Jayedi *et al.*, 2023; Taylor, 2019; Churuangsuk *et al.*, 2022).

Aunque se han realizado numerosos estudios con el fin de identificar la combinación óptima de macronutrientes para prevenir o tratar la resistencia a la insulina y la diabetes tipo 2, hoy está rotundamente demostrado que no existe una proporción o combinación ideal para ello. Sin embargo, existen bastantes estudios aislados que pueden darnos alguna orientación sobre cómo debe ser la ingesta de carbohidratos, grasa y proteína en nuestra alimentación, sin olvidar nunca que lo más importante es la pérdida de grasa y generar un déficit calórico, basado en alimentos reales saludables. Los rangos de proteína y grasa son más estables y no varían apenas de una persona a otra, pero la ingesta de carbohidratos puede ser muy diferente entre personas con distintas circunstancias vitales. ¿Cómo sabrás si puedes ingerir más o menos carbohidratos? En función, principalmente, de los siguientes factores:

1. Actividad física o ejercicio físico: La ingesta de carbohidratos debe ir acorde con la actividad física del sujeto. Una persona físicamente activa usará de forma eficiente la glucosa como fuente de energía y además dejará espacio en las reservas de glucógeno muscular y hepático. Ahora bien, no es necesario ser un deportista de élite para ingerir carbohidratos, como nos han hecho creer muchos medios de desinformación. Si, por el contrario, eres una persona sedentaria, el primer consejo que te daré es obvio: comienza de inmediato a hacer actividad física o ejercicio físico. No solo porque así podrás dejar de preocuparte por la cantidad de carbohidratos que ingieres, sino porque, como veremos más adelante, el ejercicio es fundamental

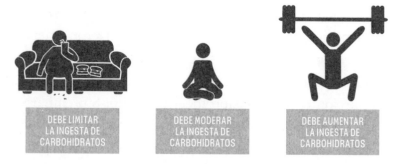

Figura 44: La cantidad de carbohidratos que cada persona debe ingerir depende de su grado de actividad o ejercicio físico.

para controlar la glucosa en sangre y tener una buena salud metabólica. Si, aun así, por algún motivo prefieres ser sedentario o no puedes hacer ejercicio por alguna razón justificada, debes reducir la ingesta de carbohidratos en la dieta. Esto no significa que debas eliminarlos, pero sí ingerir menos cantidad.

2. Composición corporal: La composición corporal de una persona también determina las necesidades de carbohidratos. Un exceso de grasa corporal empeora la tolerancia a la glucosa y la sensibilidad a la insulina. Por otro lado, tener poca masa muscular dificulta la gestión de la glucosa en sangre y aumenta el riesgo de desarrollar resistencia a la insulina.

Cuando hablo de tener una buena masa muscular no me refiero a que debas practicar el culturismo. La simple práctica de ejercicios de fuerza suaves basta para gozar de una excelente salud muscular. No se trata tanto del tamaño de los músculos, sino de que funcionen correctamente. Lo que debemos evitar es el desuso muscular provocado por el sedentarismo y la atrofia muscular que se va produciendo con la edad si no hacemos ejercicio.

Por lo tanto, si tu composición corporal no es la adecuada, te aconsejo, de entrada, que la mejores en la medida que puedas. A la hora de reducir nutrientes, priorizaremos la reducción de grasas y carbohidratos, ya que la proteína es un nutriente importante para mantener la masa muscular, entre otras cosas. Reducir en exceso los carbohidratos, aunque a veces es una opción para mejorar la salud metabólica y perder grasa, no siempre es lo mejor para aumentar la masa muscular, por lo que si eres una persona delgada metabólicamente alterada o, simplemente, tienes un poco de exceso de grasa y además una masa muscular pobre, no debes reducir en exceso los carbohidratos, ya que estos te pueden ayudar a mejorar tu masa muscular (Vargas *et al.*, 2018; Margolis y Pasiakos, 2023).

3. **Salud metabólica:** La respuesta de la glucosa y de la insulina en sangre tras la ingesta de un alimento determinado es muy variable y depende, en gran medida, de la tolerancia a la ingesta de carbohidratos de cada persona. Dicha respuesta será muy diferente en una persona sana y en una persona que ya tenga resistencia a la insulina o diabetes tipo 2. Este hecho es muy importante a la hora de determinar qué intervención nutricional será la idónea para un individuo concreto o cómo afectará a su metabolismo.

> Por regla general, las personas sanas toleran bien la ingesta de carbohidratos en mayor medida que las personas que sufren resistencia a la insulina o diabetes tipo 2.

Un estudio demostró que ante el mismo déficit calórico (todos los participantes en el estudio comían igual cantidad de calorías diarias), la pérdida de peso era la misma independientemente de si la dieta era rica en carbohidratos y pobre en grasa o pobre en carbohidratos y rica en grasa. No obstante, también se observó que a las personas que tenían resistencia a la insulina les beneficiaba más la dieta pobre en carbohidratos, mientras que a los que no tenían resistencia a la insulina les iba mejor la dieta pobre en grasa (Gardner *et al.*, 2022).

Otros investigadores advirtieron que las personas sanas con niveles normales de glucosa en sangre y sin resistencia a la insulina perdían más peso con una dieta pobre en grasas y rica en carbohidratos, mientras que los individuos prediabéticos (resistentes a la insulina) eran mucho más susceptibles a bajar de peso con una dieta que tuviera una menor carga glucémica, más fibra y más cereales integrales (Astrup y Hjorth, 2017). Otros estudios posteriores parecen confirmar estos datos (Sainsbury *et al.*, 2018; Goldenberg *et al.*, 2021; Sun *et al.*, 2023).

Por consiguiente, los sujetos con resistencia a la insulina o diabetes pueden conseguir una mejora más decisiva de su salud metabólica si, además de someterse a un déficit calórico, reducen la ingesta de carbohidratos, sobre todo limitando o eliminando los alimentos sin fibra y con alto contenido en azúcar.

Es necesario recalcar, sin embargo, que los alimentos ricos en carbohidratos saludables, como los cereales integrales, las frutas, las verduras o las legumbres, pueden beneficiar y mejorar el control glucémico en estos pacientes, por lo que no se trata de prescindir de esta clase de alimentos, sino de aquellos ricos en carbohidratos o azúcares añadidos que no tienen fibra.

Avalan esta afirmación los datos obtenidos en una revisión sistemática de los efectos de los distintos carbohidratos en estas patologías (Marqués *et al.*, 2020). Este estudio concluye que para lograr una mejora en la diabetes tipo 2, la dieta no debe centrarse tanto en la cantidad de carbohidratos, sino más bien en qué tipos debe incorporar o rechazar, ya que el almidón resistente o la fibra, por ejemplo, consiguen fortalecer el control glucémico de estos pacientes. Este es uno de los grandes problemas de numerosos estudios, que no distinguen entre alimentos y solo se fijan en los macronutrientes. Como resultado, se extrapolan datos incorrectos que terminan creando mitos nutricionales en la población.

4. **Tipos de carbohidratos:** Una cosa es bastante obvia: a la hora de elegir los carbohidratos con que nos alimentamos debemos preferir siempre los que sean integrales, sin proce-

DIETA DE ALTO ÍNDICE GLUCÉMICO	DIETA DE BAJO ÍNDICE GLUCÉMICO	DIETA DE BAJO ÍNDICE GLUCÉMICO
Arroz blanco IG: 89	Pan de centeno con masa madre IG: 54	Sirope de arce IG: 54
Avena instantánea IG: 82	Avena natural IG: 51	Sirope de maíz IG: 53
Cereales IG: 80	Lentejas IG: 40	Magdalenas IG: 48
Pan blanco IG: 73	Alubias en lata IG: 40	Chocolate con leche IG: 45
Patatas asadas IG: 88	Chirivías cocinadas IG: 52	Helado IG: 38
Cerveza IG: 104	Zanahorias cocinadas IG: 32	Sirope de agave IG: 19
Refresco IG: 61	Yogur natural sin azúcar IG: 26	
Galletas de jengibre IG: 86		
Índice glucémico medio: 83	Índice glucémico medio: 43	Índice glucémico medio: 43

Figura 45: El índice glucémico de una comida no tiene por qué determinar su calidad nutricional. Puedes alimentarte de forma saludable con productos de alto índice glucémico, y de forma poco saludable con productos de bajo índice glucémico.

sar ni refinar, y que contengan fibra y estén en su matriz nutricional natural. Ahora bien, no hay que confundir la calidad de los alimentos ricos en carbohidratos con su índice glucémico. Ya sabes que el índice glucémico resulta engañoso cuando se trata de distinguir entre alimentos saludables y no saludables. Puedes seguir una dieta de alto índice glucémico más saludable que una dieta de bajo índice glucémico en función de los alimentos que la compongan.

DIETAS BAJAS EN CARBOHIDRATOS O CETOGÉNICAS

Como ya he comentado, no existe una recomendación única y universal sobre la ingesta de carbohidratos ideal para mejorar el control de la glucosa y la insulina. Puede ser que alguien goce de una salud metabólica y un peso corporal excelentes con una dieta rica en carbohidratos, y también con una dieta muy pobre en carbohidratos, e incluso cetogénica. Lo corroboran los estudios que comprueban el efecto de una dieta cetogénica en personas con resistencia a la insulina o diabetes tipo 2. Se ha demostrado ampliamente que este tipo de dietas también es eficaz en el manejo de la glucosa en sangre y de la insulina (Lichtash *et al.*, 2020; Yuan *et al.*, 2020; Choi *et al.*, 2020; Zhou *et al.*, 2022).

Sin embargo, aunque sean útiles para mejorar la glucosa en sangre y la diabetes tipo 2, las dietas cetogénicas no están exentas de riesgos o contraindicaciones, por lo que considero que no son la opción ideal. Algunas de sus contraindicaciones son un posible impacto negativo en el tejido óseo, estreñimiento debido a la escasa ingesta de fibra, poca adherencia a la dieta y cambios en los hábitos intestinales, pero las más relevantes son otras.

Existe cierta preocupación en el ámbito sanitario por la posibilidad de que pacientes con diabetes, sobre todo aquellos que toman fármacos para reducir la glucosa en sangre, como los inhibidores de SGLT2, sufran una enfermedad grave denominada «cetoacidosis diabética»: una elevación excesiva de los cuerpos cetónicos en sangre que en el peor de los casos puede producir la muerte. En sujetos sanos nunca se dará cetoacidosis por seguir una dieta cetogénica, ya que los cuerpos cetónicos jamás se elevarán tanto que provoquen dicha patología. En cambio, se han documentado casos de pacientes con diabetes que han iniciado una dieta cetogénica y han sufrido cetoacidosis. Con todo, son casos en general de pacientes o bien con diabetes tipo 1 o bien con diabetes tipo 2 y poca producción endógena de insulina o que toman inhibidores de SGLT2, que de por sí pueden contribuir a la cetoacidosis. Por lo tanto, aunque no queda claro si la dieta cetogénica en sí misma puede contribuir a la cetoacidosis en pacientes diabéticos, hay datos que apuntan a que sí (Mistry y Eschler, 2020; Steinmetz-Wood et al., 2020; Charoensri et al., 2021).

Por otro lado, existen multitud de datos científicos que muestran que las dietas cetogénicas pueden aumentar la concentración de colesterol LDL, lo cual en ocasiones incrementa el riesgo de padecer enfermedad cardiovascular a largo plazo. Por ejemplo, unos investigadores compararon los efectos de una dieta cetogénica y una dieta mediterránea en dos grupos de personas con prediabetes o diabetes tipo 2. Aunque ambos grupos mejoraron la glucosa en ayunas, el que hizo la dieta cetogénica aumentó considerablemente el colesterol LDL (Gardner *et al.*, 2022).

Además, las dietas cetogénicas obligan a eliminar alimentos saludables y que tienen un impacto positivo en la regulación de la glucosa en sangre y la insulina, como frutas, algunos vegetales almidonados ricos en fibra, legumbres o cereales integrales (Gardner *et al.*, 2022).

Por ello, en mi opinión, aunque las dietas cetogénicas bien controladas por un profesional pueden mejorar la glucosa y la insulina en sangre e incluso tratar la diabetes tipo 2, no son la solución idónea, pues hay otras, como la mediterránea, que son tanto o más eficaces en este sentido y no presentan sus efectos secundarios.

Una de las grandes limitaciones de la dieta cetogénica es su poca aportación de fibra o almidón resistente. De hecho, si bien las dietas cetogénicas pueden mejorar la microbiota intestinal, en comparación con una mala dieta rica en alimentos ultraprocesados o comida basura, los estudios muestran que no son beneficiosas a largo plazo y pueden disminuir la diversidad de la microbiota. Las dietas ricas en fibra y almidón resistente proporcionan una mejor salud intestinal. Vamos a ver el impacto de estos compuestos en la salud (Rinninella *et al.*, 2019).

FIBRA Y ALMIDÓN RESISTENTE

En los primeros capítulos del libro ya hablé de la fibra. La ingesta regular de fibra ayuda a regular la glucosa en sangre, amortigua la secreción de insulina debido a la ralentización de la digestión y, además, se asocia con un mejor control de la diabetes. De hecho, la adecuada ingesta de fibra puede disminuir la resistencia a la insulina y reduce entre un 20 y un 30 % el riesgo de desarrollar diabetes tipo 2 (Reynolds *et al.*, 2020; Muscogiuri *et al.*, 2022).

La ingesta de fibra debería rondar los 25 o 30 gramos al día para las mujeres y los 35 o 40 gramos diarios para los hombres. Algunos estudios han mostrado beneficios en el control de la glucosa con dosis superiores a 50 gramos al día, sin embargo, una ingesta tan alta de fibra puede causar flatulencia, distensión abdominal, estreñimiento o diarrea (Jenkins *et al.*, 2012).

Por otro lado, la fibra es fundamental para la salud intestinal y la microbiota. La microbiota intestinal, antes conocida como «flora intestinal», es el conjunto de bacterias que colonizan el tracto gastrointestinal. Aún falta mucho por investigar sobre este ecosistema microbiano, pero se sabe que cumple funciones importantes para la salud general y que puede desempeñar un papel decisivo en la pérdida de peso y el desarrollo de la obesidad. No existe una microbiota saludable y establecida para todo el mundo. Se trata de un conjunto de bacterias muy variable, complejo y que cambia por multitud de factores. Lo que sí parece demostrar la ciencia es que una microbiota saludable es aquella que está equilibrada y es diversa. Por ello, restringir algunos grupos de alimentos o macronutrientes puede empeorarla en lugar de mejorarla. Para tener una microbiota saludable hay que llevar una alimentación sana, variada, rica en verduras, frutas, cereales integrales, legumbres, tubérculos, lácteos fermentados, etcétera. También es conveniente hacer ejercicio, no fumar ni abusar del alcohol y gestionar el estrés y el descanso en la medida de lo posible.

La fibra es un carbohidrato no digerible que actúa como alimento de los microorganismos que habitan en los intestinos. A su vez, una buena salud de la microbiota nos ayuda a controlar la glucosa en sangre y previene la resistencia a la insulina y la diabetes tipo 2 (Hoffmann y Giuntini, 2023). Son alimentos ricos en fibra los cereales integrales, las verduras, los aguacates, las frutas, las bayas, las semillas y legumbres como las judías, los guisantes y las lentejas.

Además de la fibra en sí misma, existe un tipo de almidón no digerible que presenta propiedades muy interesantes para la microbiota y el correcto control de la glucosa en sangre. Se denomina «almidón resistente». El almidón resistente es capaz de resistir la digestión y se mantiene íntegro a lo largo del tracto gastrointestinal hasta llegar al colon. Una vez allí, es fermentado por la microbiota y genera ácidos grasos de cadena corta, como el propionato, el acetato o el butirato. Estos ácidos grasos de cadena corta cumplen funciones importantes en la salud, entre ellas, mejorar el control de la glucosa y la insulina en sangre (Nhan *et al.*, 2023; Morrison y Preston, 2016).

Por lo tanto, el almidón resistente puede mejorar el control de la glucosa en sangre y prevenir la resistencia a la insulina o la diabetes a través de dos mecanismos:

1. Actuando como fibra, ya que no se digiere y esto reduce el impacto glucémico de los alimentos.
2. Aumentando la producción de ácidos grasos de cadena corta en el intestino, lo cual a su vez mejora, entre otras cosas, la resistencia a la insulina y la captación de glucosa por parte del músculo.

¿Dónde encontramos el almidón resistente? En semillas, legumbres o plátanos verdes crudos. Sin embargo, existe otra forma de introducir almidón resistente en la dieta que, además, es muy sencilla: basta con cocer patatas o arroz y dejarlos enfriar en el frigorífico unas veinticuatro horas. Al enfriarse se producen cambios estructurales en el almidón común de estos alimentos y se forma almidón resistente. Cuando nos comemos un arroz o una patata que ha estado uno o dos días en la nevera, el porcentaje de glucosa que pasa a la sangre es inferior que si nos lo hubiéramos comido recién cocinado. Esto significa que se reduce la respuesta de glucosa en la sangre tras la ingesta de alimentos ricos en almidón que se han sometido a un ciclo de cocción más enfriamiento. La razón es que las enzimas digestivas no pueden romper los nudos del almidón resistente, es decir, este no se puede digerir.

¿Tenemos que comer los alimentos fríos para ingerir almidón resistente? Una vez que el almidón convencional se ha convertido en almidón resistente, no vuelve a transformarse en almidón digerible, por lo que podemos recalentar la comida. No obstante, es recomendable evitar calentarla en exceso, pues todavía no está demasiado estudiado cómo afecta el proceso de recalentamiento al almidón resistente.

No solo la patata o el arroz forman almidón resistente. Cualquier alimento rico en almidón puede hacerlo, por ejemplo, la pasta o el pan integral. Es habitual congelar el pan para luego gastarlo poco a poco. En principio, congelar el pan y tostarlo para consumirlo mantendría el almidón resistente. Aun así, es mejor no tostarlo demasiado, sino más bien solo calentarlo para poder comerlo.

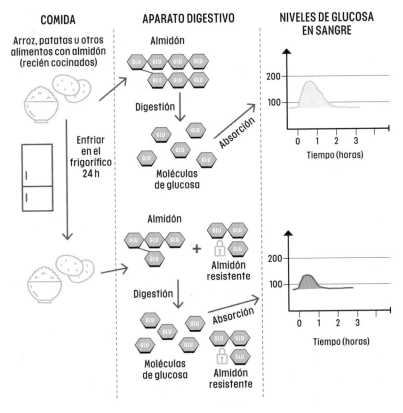

Figura 46: Formación del almidón resistente por enfriamiento y su efecto en el nivel de glucosa en sangre.

PROTEÍNA Y GRASA

Cuando hablamos de glucosa e insulina, los carbohidratos acaparan el protagonismo, obviamente, pero esto no significa que los otros dos macronutrientes, la proteína y la grasa, no tengan ningún papel. Por supuesto que lo tienen, pues, a su manera, también intervienen en el metabolismo de la glucosa.

PROTEÍNA

La proteína cumple muchísimas funciones en el organismo. La proteína dietética es fundamental para la masa muscular, el tejido óseo, el sistema inmune, etcétera. Las dietas moderadamente ricas en proteína aumentan la saciedad, es decir, hacen que nos sintamos más llenos y tengamos menos hambre durante el día y, por lo tanto, comamos menos. Hay que tener en cuenta que no todos los alimentos ricos en proteína son igual de saciantes. No es lo mismo comer carne que tomar un batido lácteo. El proceso de masticación y digestión es más costoso al comer la carne que al beber el batido, por lo que la carne tiene más efecto saciante que el batido. Por otro lado, una dieta rica en proteína aumentará lo que conocemos como «síntesis proteica muscular», sobre todo si hacemos ejercicio. Mediante este proceso, la proteína nos ayuda a ganar músculo, o al menos a mantenerlo en la medida de lo posible durante una fase de pérdida de grasa (Ogilvie *et al.*, 2022).

Todo esto, en definitiva, nos llevará a una mejora de la composición corporal, es decir, a perder grasa y aumentar la masa muscular, factores clave para el correcto control de la glucosa en sangre y para revertir la resistencia a la insulina y la diabetes tipo 2. Hace muchos años se forjaron varios mitos sobre la ingesta de proteína en personas diabéticas, como que una parte de la proteína consumida se convierte en glucosa en sangre y puede empeorar el control de la glucosa, o que ingerir demasiada proteína puede provocar enfermedad renal diabética. Son ideas erróneas refutadas por la ciencia (Campbell y Rains, 2015; Nuttall y Gannon, 2013).

Un estudio comparó el efecto de ingerir el 30 % y el 15 % de las calorías de la dieta en forma de proteína. Los autores observaron mejoras en el peso, en la glucosa en ayunas y en los requisitos de insulina en el grupo que consumió el 30 % de la energía proveniente de proteínas (Luger *et al.*, 2013). Un metaanálisis de estudios documentó que los planes de alimentación ricos en proteínas (entre el 25 y el 32 % de las calorías de la dieta frente al 15 o el 20 %) habían dado como resultado una pérdida de peso de dos kilos más y una ligera mejora en la hemoglobina glicosilada, aunque no hubo mejoras significativas en la glucosa en ayunas (Dong *et al.*, 2013). Por el contrario, un exceso de proteína en la dieta puede no ser beneficioso para las personas con resistencia a la insulina o diabetes tipo 2 y no está claro si podría ser incluso perjudicial (Ancu *et al.*, 2020).

> Para las personas con resistencia a la insulina o diabetes tipo 2, el objetivo es obtener entre el 25 y el 30 % de la ingesta total de energía de la proteína.

Además, algunos alimentos ricos en proteína pueden ayudar a controlar la glucosa en sangre por sí mismos, más allá de que contribuyan a perder grasa o a ganar masa muscular. Estos alimentos proteicos, pese a que intervienen en la subida de la insulina tras su ingesta, pueden mejorar la resistencia a la insulina, y son un ejemplo más de que los procesos fisiológicos agudos no son representativos del efecto global que pueda tener un nutriente. Así, son muchísimos los estudios que muestran que la proteína de suero láctea o *whey protein* puede mejorar la glucosa en ayunas y la hemoglobina glicosilada en sujetos con diabetes. Además, disminuye la resistencia a la insulina (Bjørnshave y Hermansen, 2014; Stevenson y Allerton, 2018; Derosa *et al.*, 2020; Sartorius *et al.*, 2020). Por último, tomar proteína de suero láctea en polvo antes de las comidas principales reduce los picos de glucosa en personas con diabetes tipo 2 (Smith *et al.*, 2022; Smedegaard *et al.*, 2023).

La proteína no debemos obtenerla solo de alimentos de origen animal, también existe en el mundo vegetal. De hecho, alimentos como las legumbres contribuyen al manejo de la glucosa en sangre y son grandes aliados para ayudar a mejorar la resistencia a la insulina o la diabetes tipo 2 (Ahnen *et al.*, 2019).

Otros alimentos ricos en proteína, como, por ejemplo, las carnes demasiado grasas o los quesos curados, con un alto aporte calórico y un alto contenido en grasa saturada, pueden no ayudar al control del peso corporal, por lo que es conveniente reducir su consumo y no abusar de ellos, sin que haga falta, no obstante, eliminarlos del todo. Las carnes procesadas como los embutidos, las salchichas o los derivados cárnicos deben evitarse completamente porque contribuyen a un empeoramiento de la salud metabólica (Clina *et al.*, 2023; Kouvari *et al.*, 2016; Yang *et al.*, 2020; Micha *et al.*, 2010; Lescinsky *et al.*, 2022).

La siguiente tabla recoge algunos alimentos ricos en proteína:

PROTEÍNAS MAGRAS	PROTEÍNAS + CARBOHIDRATOS	PROTEÍNAS + GRASA
Pollo	Legumbres	Carnes grasas
Pavo	Guisantes	Pescado azul
Atún al natural	Avena	Huevos
Pescado blanco	Soja texturizada	Lácteos enteros
Fiambre de pavo o pollo		Quesos curados
Claras de huevo		Jamón ibérico
Proteína en polvo		
Lácteos desnatados		
Queso fresco		
Seitán		

Figura 47: Diferentes tipos de alimentos ricos en proteínas.

GRASAS

Como no existe una proporción de macronutrientes ideal para optimizar la salud metabólica, *a priori* no sabemos cuánta grasa debemos ingerir. Los estudios revelan que hay tanto dietas muy pobres en grasas como dietas cetogénicas, es decir, muy ricas en grasas, que mejoran la glucosa, la resistencia a la insulina y la diabetes tipo 2. Sin embargo, con el fin de no desplazar alimentos que benefician la salud metabólica, podríamos establecer la ingesta de grasa en torno a un 20 o 35 % de la ingesta total de calorías, con la posibilidad de aumentarla o disminuirla siempre y cuando el total en la ingesta energética no sea elevado y los alimentos elegidos sean los adecuados (Institute of Medicine, 2005).

Una vez más, no importa tanto cuántos carbohidratos, proteína y grasa consumimos sino qué alimentos concretos incluimos en la dieta. Existe una variedad de dietas con diferentes proporciones de macronutrientes, pero con una selección acertada de alimentos que mejoren nuestra salud o con una selección nefasta que la empeore. En el caso de las grasas, no todas son iguales.

Las grasas monoinsaturadas y poliinsaturadas ayudan a mejorar el control glucémico y la salud metabólica y cardiovascular. Las grasas monoinsaturadas las aportan principalmente alimentos como el aguacate, algunos frutos secos y el aceite de oliva (Salas-Salvadó *et al.*, 2014).

Las grasas poliinsaturadas se dividen en ácidos grasos omega 3 y ácidos grasos omega 6, y se obtienen tanto de fuentes vegetales como animales. En cuanto a los omega 3, los grandes protagonistas son los pescados azules como el salmón, la sardina o la caballa. Consumirlos con frecuencia nos asegura unos buenos niveles de omega 3, lo cual puede contribuir a mejorar la inflamación, la glucemia y la secreción de insulina, así como a reducir el riesgo de sufrir diabetes tipo 2 (Sawada *et al.*, 2016). Los alimentos estrella ricos en omega 6 son algunos aceites vegetales, como el aceite de girasol, las semillas y los frutos secos. Grandes estudios han encontrado que la ingesta de grasas poliinsaturadas se asocia a un menor riesgo de diabetes tipo 2 (Wu *et al.*, 2017).

Por ejemplo, comer frutos secos como las nueces, que son ricas en omega 6, contribuye a mejorar el nivel de glucosa en sangre y la resistencia a la insulina (Kim *et al.*, 2017). Sin embargo, hoy los alimentos que más omega 6 aportan son los ultraprocesados, la mayoría de los cuales contienen una elevada cantidad de grasas vegetales de mala calidad que puede empeorar la salud metabólica.

Por su parte, algunas grasas saturadas (no todas) y las grasas trans son perjudiciales para la salud metabólica. En el grupo de los ácidos grasos saturados de cadena larga encontramos al aceite de palma (rico en ácido palmítico), del cual no es muy recomendable abusar, ya que puede provocar inflamación y resistencia a la insulina (Lyons *et al.*, 2016). Son muchos los estudios que concluyen que sustituir las grasas saturadas por grasas monoinsaturadas (sobre todo aceite de oliva) y poliinsaturadas (tanto omega 6 como omega 3) mejora los marcadores de salud cardiovascular, como por ejemplo el colesterol, la tensión arterial, la resistencia a la insulina o el estado inflamatorio (Summers *et al.*, 2002; Clifton y Keogh, 2017).

Tampoco todas las grasas saturadas son iguales. Varios estudios han evaluado el impacto de diferentes fuentes alimenticias de grasas saturadas y concluyen que la ingesta de grasas saturadas a través de productos lácteos, aceite de coco y aceite de palma se asocia con un menor riesgo de padecer diabetes, mientras que un exceso de grasas saturadas provenientes de la carne y otros productos cárnicos aumenta dicho riesgo (Ericson *et al.*, 2015).

Esto se debe a que el efecto del alimento en sí mismo es más decisivo que su contenido en nutrientes, y también a que existen otros tipos de grasas saturadas que no son perjudiciales, por ejemplo, los ácidos grasos de cadena media o de cadena corta presentes en algunos alimentos como los lácteos enteros, los cuales sí son recomendables. El caso más claro es el del butirato, una grasa saturada de cadena corta que, como ya he explicado, se genera principalmente en el colon a partir de la fibra y del almidón resistente, y que contribuye a mejorar la salud intestinal y metabólica.

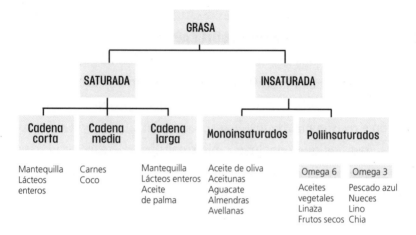

Figura 48: Diferentes tipos de grasas.

Los alimentos que contienen fuentes sintéticas de grasas trans deben evitarse en la mayor medida posible. Las grasas trans se encuentran en alimentos ultraprocesados como la bollería industrial o la comida basura, pero también las contienen de forma natural productos como la margarina.

 Es importante diferenciar entre mantequilla y margarina. La primera está hecha con la grasa de la leche y la segunda, con grasas vegetales. Puede parecer que la margarina, por ser vegetal, es más saludable que la mantequilla, pero sucede lo contrario. La mayoría de las margarinas, debido al proceso tecnológico de elaboración, son ricas en grasas trans, las cuales no son nada recomendables.

RESUMEN DEL CAPÍTULO

- Reducir la ingesta calórica y aumentar el gasto energético a través del ejercicio para generar un déficit calórico que nos haga perder grasa corporal es la medida más importante para mejorar el control glucémico y revertir la resistencia a la insulina o la diabetes tipo 2. Si se trata de una persona delgada que no presenta un exceso de grasa corporal o es físicamente activa, no debe buscar un déficit calórico, sino simplemente optimizar su alimentación a través de las recomendaciones que doy en este libro.

- No existe un único patrón de alimentación ni de distribución de macronutrientes (carbohidratos, proteína y grasas) que ayude a tener un buen control glucémico o a revertir la resistencia a la insulina y la diabetes tipo 2. Podemos gozar de una buena salud metabólica y revertir estas patologías con multitud de combinaciones diferentes de alimentos o distribución de nutrientes. Pese a no existir un patrón universal, se ha demostrado que algunas opciones son más recomendables que otras.

- La evidencia muestra que una dieta principalmente compuesta por alimentos de origen vegetal ayuda al control glucémico y de la insulina. Yo recomiendo que al menos el 70 % de la dieta sean alimentos de origen vegetal como cereales integrales, verduras, tubérculos, legumbres, frutas, aceite de oliva virgen extra, aceitunas, aguacate, semillas, frutos secos o pan integral.

- En cuanto a la distribución de nutrientes, las personas sanas o físicamente activas que quieran mantener un buen control de la glucosa no tienen por qué reducir el consumo de carbohidratos, simplemente deben elegir aquellos que sean ricos en fibra e integrales, como los mencionados en el punto anterior, y minimizar la ingesta de alimentos procesados con azúcares añadidos. Las personas que ya tengan resistencia a la insulina o diabetes tipo 2 o las personas sedentarias quizá puedan aumentar la mejora de la salud metabólica si optan por dietas más bajas en carbohidratos, sobre todo reduciendo los carbohidratos refinados, pero manteniendo los alimentos ricos en carbohidratos que contengan fibra o almidón resistente.

- El resto de la dieta pueden ser alimentos de origen animal saludables, por ejemplo, lácteos frescos y fermentados, pescados, carnes de ave o huevos. Las carnes rojas y grasas son opcionales, pero en caso de consumirlas es mejor no abusar de ellas. Las carnes procesadas, como salchichas o embutidos, conviene eliminarlas. Añadir alimentos ricos en proteína de origen vegetal, como el tofu o los derivados de la soja, también es una buena opción.

- En cuanto a la distribución de proteína y grasas, una buena pauta (aunque no la única) puede ser que la dieta contenga entre un 20 y un 35 % de grasas saludables y entre un 25 y 30 % de proteínas, procedentes de los alimentos mencionados. El resto de la dieta serán carbohidratos.

- Los alimentos ultraprocesados ricos en azúcares añadidos y grasas trans deben ser desechados. Pese a ello, existen multitud de procesados y ultraprocesados que pueden tener cabida en una dieta saludable e incluso ayudar a mejorar la salud metabólica, como, por ejemplo, el aceite de oliva virgen extra, las legumbres en conserva, los pescados o carnes magras en conserva, los productos derivados de la soja, la proteína de suero en polvo (*whey protein*), los lácteos fermentados, el pan cien por cien integral, etcétera.

- Es preciso evitar el alcohol.

10. CÓMO REDUCIR LOS PICOS DE GLUCOSA

Ya hemos visto cuáles son los aspectos más importantes de la alimentación para tener un buen control de la glucosa en sangre y prevenir o tratar la resistencia a la insulina y la diabetes tipo 2. Si tienes en cuenta todo lo explicado hasta ahora y además haces ejercicio, no deberás preocuparte por nada más, ya que tu concentración de glucosa en sangre y tu sensibilidad a la insulina serán las adecuadas y tendrás picos de glucosa estables y correctos. En este caso, hacer de vez en cuando una comida muy copiosa o excesivamente rica en carbohidratos y que tu glucemia en sangre sobrepase los 180 mg/dl no representará ningún problema para tu salud.

Veámoslo con los valores de glucosa en sangre reales de un paciente anónimo que lleva una alimentación saludable y come bastantes carbohidratos, sobre todo a través de vegetales, fruta, cereales integrales y tubérculos. Sus niveles de glucosa en sangre a lo largo del día son correctos, ya que se mantienen entre los 85 y los 125 mg/dl y casi nunca supera los 140 mg/dl. La siguiente imagen muestra su respuesta de glucosa en la sangre tras una cena con una gran ración de verduras, incluidas verduras con almidón, como zanahorias y algunas patatas, y un poco de pollo. Su nivel de glucosa en la sangre aumentó hasta los 112 mg/dl aproximadamente.

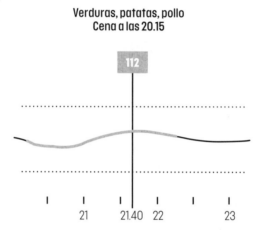

Figura 49: La glucosa en sangre aumenta hasta 112 mg/dl tras la cena.

La respuesta de la glucosa en sangre fue coherente con la cena que tomó, y pese a haber ingerido alimentos ricos en carbohidratos, vemos que su glucosa en sangre se elevó muy poco. A continuación tenemos la respuesta de la glucosa en sangre de la misma persona tras un desayuno de cuatro rebanadas grandes de pan blanco con dos huevos duros.

En teoría, esta comida debería haber elevado drásticamente la glucosa en sangre, pues contenía una gran cantidad de pan. Sin embargo, la glucosa solo se elevó hasta los 121 mg/dl. Aunque es cierto que incluir proteína y grasa en las comidas reduce el pico de glucosa en sangre, la cantidad de pan ingerida fue considerable y, sin embargo, el pico de glucosa no fue muy alto. Esto se debe a que el paciente es una persona

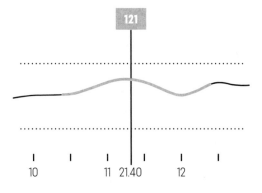

Pan, queso, huevos
Desayuno a las 20.15

121

10   11 21.40   12

Figura 50: La glucosa en sangre aumenta hasta 121 mg/dl tras el desayuno.

sana, tolerante a la glucosa, sin resistencia a la insulina y que lleva un estilo de vida (alimentación y ejercicio) saludable. El estilo de vida, en general, influye mucho más en la respuesta a la glucosa que una comida aislada. Así, comerse incluso una pizza o una montaña de arroz, que elevan la glucosa hasta los 180 mg/dl, no supone un problema grave para una persona que habitualmente come de manera adecuada.

Por lo tanto, de poco te servirá vigilar con obsesión los picos de glucosa para comprender qué efectos tienen los alimentos que comes en tu tolerancia a la glucosa y en tu salud metabólica a largo plazo. No a menos que hayas leído este libro o tengas formación para interpretar los datos, claro está. En las redes sociales veo a muchas personas que publican sus picos de glucosa en sangre y se alarman cada vez que su nivel de glucosa salta de 100 a 120 mg/dl. Inmediatamente comienzan a hablar sobre la necesidad de evitar ciertos alimentos. Esta preocupación absurda puede generar un estrés añadido y hacerte tomar decisiones erróneas respecto a la alimentación.

> Si no tienes sobrepeso u obesidad, si eres físicamente activo o haces algo de ejercicio y no te alimentas a base de ultraprocesados o comida basura, es prácticamente imposible que llegues a picos de glucosa perjudiciales para la salud.

Para que los picos de glucosa alcancen niveles perjudiciales de manera recurrente y sostenida en el tiempo es necesario que haya poca tolerancia a la glucosa o se haya desarrollado resistencia a la insulina (y esto, como sabes, se debe al exceso de grasa corporal, la falta de músculo, el sedentarismo y el estrés), prediabetes o diabetes.

¿REDUCIR LOS PICOS DE GLUCOSA TRAS LAS COMIDAS HACE PERDER PESO?

Por otro lado, se ha promovido la idea de que comiendo con el fin de reducir los picos de glucosa se pierde peso mágicamente. Esto es falso. Si haces una dieta dirigida a reducir los picos de glucosa en sangre y pierdes peso es porque has realizado cambios generales en la forma de comer que te han llevado sin darte cuenta a generar un déficit calórico. Veamos dos ejemplos de lo que ocurre.

Una persona que lleva una alimentación poco saludable, con un ligero sobrepeso o sedentaria comienza a leer en las redes sociales que la causa de su sobrepeso son los picos de glucosa en sangre. Decide poner en práctica los consejos que inundan las redes sociales sobre cómo reducir los picos de glucosa. Confía en que si consigue aplanar esos picos, la pérdida de peso vendrá sola. Empieza por eliminar los alimentos ultraprocesados —ricos en azúcares añadidos— de su dieta y comer más alimentos integrales ricos en fibra y verduras. Asimismo, comienza a hacer ejercicio. A las dos semanas, los picos de glucosa en sangre han disminuido y ha perdido dos kilos. Esta persona está convencida de que reducir los picos de glucosa en sangre es la clave para perder peso; no es consciente de que lo que le ha hecho perder peso es el cambio de alimentación general. Ha pasado de comer alimentos altamente calóricos y poco saciantes a comer alimentos menos calóricos ricos en fibra y ha hecho un poco de ejercicio. Esos cambios le han generado un déficit calórico, aunque ni siquiera haya sido consciente de ello, y ese es el motivo por el cual ha perdido peso, no los picos de glucosa en sí mismos.

Ahora imaginemos a la misma persona de antes, solo que en vez de sustituir la comida basura que tomaba habitualmente por alimentos ricos en fibra y verduras, decide comer carnes grasas, quesos, un montón de aguacate, mantequilla, muchos frutos secos, etcétera. Dos semanas después, tendrá picos de glucosa muy bajos, pero la báscula no se habrá movido. Pesará exactamente lo mismo o incluso más. Pese a conseguir reducir los picos de glucosa, al incorporar alimentos tan calóricos no logrará bajar de peso jamás.

Todo esto lo demuestran los estudios hechos hasta la fecha. Varios de ellos concluyeron que una intervención nutricional de precisión dirigida a reducir los picos de glucosa tras las comidas no resulta en una pérdida de peso mayor que la conseguida con una dieta baja en grasas (Popp *et al.*, 2022; Kharmats *et al.*, 2023).

Otra investigación puso de manifiesto que una dieta personalizada con el objetivo de reducir los picos de glucosa después de comer no mejoraba la glucosa en ayunas y la hemoglobina glicosilada más que una dieta normal. De nuevo, los factores importantes son los ya mencionados en este libro (Zeevi *et al.*, 2015).

Ahora bien, esto no significa que controlar los picos de glucosa no tenga ningún sentido. Por ejemplo, para las personas que ya padecen resistencia a la insulina, prediabetes o diabetes tipo 2, controlar los picos de glucosa adquiere mucha más relevancia. Por lo general, el nivel de glucosa en sangre en ayunas de las personas diabéticas es de 126 mg/dl o más, y normalmente se mantiene durante una parte significativa del día por encima de los 180 mg/dl. Las personas con diabetes tipo 2 no es raro que tengan niveles de glucosa en sangre de 250 o 300 mg/dl después de una comida. Para estas personas, controlar los picos de glucosa se vuelve una obligación, pues la evidencia científica es contundente a la hora de afirmar que reducirlos beneficiará su salud (Gaster y Hirsch, 1998).[1]

Por lo tanto, a continuación voy a dar algunos consejos para reducir los picos de glucosa en sangre tras las comidas, orientados tanto a las personas que ya tienen resistencia a la insulina, prediabetes o diabetes tipo 2 como a las personas sanas que hayan usado sensores de glucosa y hayan observa-

---

1. <https://www.cdc.gov/diabetes/library/features/truth-about-pre diabetes.html>.

do que su glucosa en sangre llega a los 180 mg/dl o los sobre-pasa más frecuentemente de lo deseado durante el día. Todas estas personas son las que más pueden beneficiarse de con-trolar y reducir los picos de glucosa generados tras las comi-das, siempre y cuando lo hagan con coherencia y respetando los factores realmente importantes, como el balance calórico, la selección de alimentos o el ejercicio (Hall *et al.*, 2018; Hanssen *et al.*, 2020). Las personas sanas que lleven una die-ta adecuada, con las características expuestas en este libro, y hábitos de vida saludables tendrán los picos de glucosa bien controlados y pocas veces llegarán a los 140 mg/dl o los supe-rarán. Pueden seguir estos consejos sin problema, pero no deben convertirlos en una prioridad.

CONSEJOS PRÁCTICOS PARA REDUCIR LOS PICOS DE GLUCOSA

1. **Escoge carbohidratos integrales antes que refinados.** Los alimentos ricos en carbohidratos que sean integrales, es decir, que no hayan sido sometidos a un proceso de refinamiento, no elevan tanto la glucosa en sangre como los carbohidratos refinados. Alimentos como el pan blanco, el arroz blanco co-cido e ingerido sin dejarlo enfriar, la avena instantánea o las patatas recién cocidas elevan más la glucosa en sangre que sus versiones integrales. Es mejor comer los cereales integrales (pan integral, arroz integral, avena entera, etcétera). Aun así, en ocasiones puedes comer otro tipo de cereales que no sean integrales, teniendo en cuenta el resto de las propuestas que te voy a hacer en este apartado. Sigue leyendo.

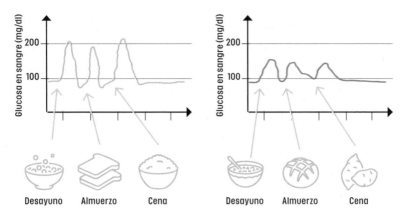

Figura 51: Los carbohidratos integrales elevan menos la glucosa que los carbohidratos refinados.

2. Come alimentos que hayan formado almidón resistente.

Tal y como expliqué en apartados anteriores, algunos alimentos ricos en carbohidratos, como las patatas o el arroz, cuando se comen recién hervidos se digieren rápidamente en el intestino. Esto es porque el almidón que contienen enseguida se degrada a glucosa, que se absorbe con facilidad y llega deprisa a la sangre. Sin embargo, si dejamos enfriar estos alimentos en el frigorífico al menos veinticuatro horas, se formará almidón resistente. El almidón resistente se llama así precisamente porque resiste la digestión. Esto hace que la velocidad de absorción de la glucosa sea más lenta, de modo que esta tarda más en llegar a la sangre, y por lo tanto se reduce drásticamente el pico de glucosa. Además, recuerda que el almidón resistente es una especie de fibra que será consumida por las bacterias del intestino, con un gran beneficio para la salud.

3. Combina alimentos ricos en carbohidratos con verduras, proteínas y grasa. No es muy común tomar solo arroz, pan o pasta en una comida. Cuando los combinamos con verduras ricas en fibra, proteínas o grasas, los digerimos más despacio, así que el paso de la glucosa a la sangre no es tan rápido y, por consiguiente, se atenúa el pico de glucosa generado. Es decir, evita comer carbohidratos solos, sobre todo si son refinados. Sin embargo, este consejo debe matizarse:

- Agregar comida sin sentido con el fin de reducir los picos de glucosa no es buena idea, y menos si añades alimentos altamente calóricos. Recuerda que es mucho más importante controlar el balance calórico y el peso corporal, en general, que preocuparse por los pequeños cambios en los picos de glucosa. Agregar calorías en exceso puede jugar en contra del peso corporal.

- Añadir grasas de mala calidad reducirá el pico de glucosa en sangre, pero, como sabes, a veces a la larga empeoran la tolerancia a la glucosa y la resistencia a la insulina. Además, las grasas agregadas pueden hacer que la glucosa tarde más en volver a niveles basales.

Así pues, lo ideal es combinar los alimentos ricos en carbohidratos con verduras ricas en fibra, proteínas de buena calidad (lácteos, carne de ave, pescado, huevos, legumbres, tofu, soja o seitán) y una cantidad pequeña de grasas de buena calidad (aceite de oliva, aguacate, aceitunas, semillas o frutos secos).

4. Come los vegetales, proteínas y grasa antes que los carbohidratos. El orden en que ingerimos los alimentos dentro de una misma comida influye en la respuesta glucémica. Comer los vegetales y la proteína antes que los carbohidratos (por ejemplo, comer ensalada, luego pollo y por último arroz) puede reducir el pico de glucosa, sin llegar a ser una solución mágica. Además, es tedioso y genera estrés. Solo lo recomiendo a personas que ya tengan prediabetes, diabetes o resistencia a la insulina, pues el resultado en personas sanas o físicamente activas es poco o nada relevante (Tricò *et al.*, 2016; Shukla *et al.*, 2019; Nesti *et al.*, 2019). Lo que suelen observar los estudios es que, si bien es cierto que se reduce el pico de glucosa al comer los vegetales o la proteína antes que los carbohidratos, en todos los casos la glucosa vuelve a sus niveles normales al cabo de dos horas, lo cual indica que el metabolismo es correcto y que el orden en que se coman los alimentos es poco relevante en personas sanas (Nishino *et al.*, 2018;

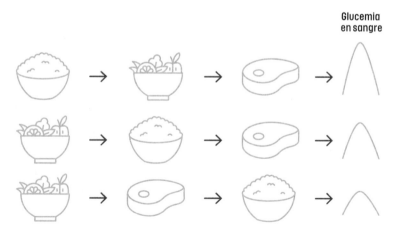

Figura 52: El orden en que comemos los alimentos dentro de una misma comida puede influir en la respuesta glucémica.

Tanaka *et al.*, 2023). Sin embargo, una vez más, el efecto real de estas medidas ha sido magnificado hasta tal punto que me encuentro con muchas personas que creen estar haciendo mucho por su salud cuando se comen un bocadillo deconstruido, es decir, primero la lechuga, luego el queso, luego el filete de pollo y por último el pan. Un bocadillo deconstruido no es un bocadillo.

5. Añade vinagre de manzana a las comidas. Tomar vinagre antes de una comida rica en carbohidratos, o al mismo tiempo, reduce sustancialmente la respuesta de la glucosa en sangre que genera dicha comida. Esto ocurre, en parte, porque las enzimas que digieren los carbohidratos complejos funcionan con menos eficacia en presencia de un ácido (el vinagre es rico en ácido acético), lo cual significa que les cuesta más trabajo descomponer los alimentos ricos en almidón, por lo que la entrada de glucosa en la sangre es más lenta. Este efecto no es exclusivo del vinagre. Hay estudios que muestran que otros ácidos, como el ácido cítrico presente, por ejemplo, en el limón o la lima, son capaces también de reducir el pico de glucosa en sangre, aunque el vinagre es el que más se ha investigado (Freitas *et al.*, 2021; Yagi *et al.*, 2020). Así que puedes comer una ensalada con vinagre como entrante o acompañando el plato principal, o agregar unos pepinillos en vinagre al bocadillo. Es una estrategia que ayuda a reducir los picos de glucosa en torno a un 20 o un 25 %.[2] Tomar vinagre

2. En un estudio se observó que la glucosa volvía a niveles basales a las dos horas tanto en el grupo que había tomado vinagre antes de las comidas como en el que no, lo cual demuestra que pese a reducir el pico

antes de las comidas muy ricas en carbohidratos (no hace falta que sea en todas) es una opción, pero si no te gusta el vinagre, no es necesario que lo hagas. Hay gente que va con un frasco de vinagre a todos los sitios y que no hace ni una sola comida sin beberse un chupito antes. Esto es ridículo, además de poco recomendable. El exceso de vinagre a muchas personas les resulta desagradable, y debido a la acidez puede provocar molestias o problemas gastrointestinales. Basta con aliñar la ensalada con un chorrito de vinagre o añadirle unos encurtidos si te gustan (Khezri *et al.*, 2018; Johnston *et al.*, 2010; O´Keefe *et al.*, 2008).

6. Efecto de la segunda comida. La respuesta de la glucosa en sangre tras una comida rica en carbohidratos depende en parte de la comida anterior. Lo que desayunes afectará a la glucemia en sangre del tentempié de media mañana o del almuerzo, lo que meriendes influirá en la cena. Una comida rica en carbohidratos reducirá el pico de glucosa de la siguiente comida. Esto se debe a que cuando comemos carbohidratos, el organismo se prepara para manejar mejor los carbohidratos de la próxima comida. De manera similar, comer proteína, grasa saludable o fibra en una comida reducirá la respuesta de la glucosa no solo en dicha comida, sino también en la siguiente (Oliveira *et al.*, 2023). Por lo tanto, la respuesta de la glucosa en sangre es menor si la comida anterior contenía carbohidratos, proteínas y fibra. Este efecto tiene una parte negativa: mucha gente, sana o con resistencia a

---

máximo de glucosa en sangre, en sujetos sanos, la glucosa vuelve a sus niveles basales con o sin tomar vinagre (Östman *et al.*, 2005).

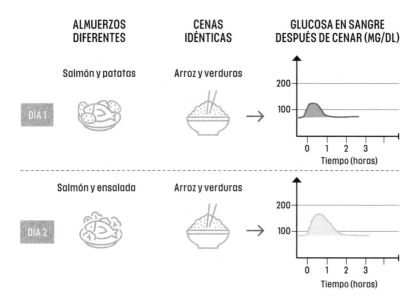

Figura 53: Comer una comida sin carbohidratos previa a una comida que contenga carbohidratos hace que se eleve más la glucosa en sangre tras esa segunda comida.

la insulina, que lleva una dieta generalmente muy baja en carbohidratos, cuando un día, de forma puntual, se come un plato de arroz, unas legumbres o una pizza y observa que se le dispara la glucosa en sangre, se alarma o se asusta por un fenómeno fisiológicamente normal y no peligroso.

7. Actividad física o ejercicio ligero después de la comida. Cualquier actividad física, incluida una caminata, después de una comida rica en carbohidratos puede mitigar la respuesta de la glucosa en sangre. Sirve tanto caminar antes de la comida como hacerlo en los 30 minutos posteriores. El músculo que se contrae absorbe la glucosa de la sangre de forma independiente a la insulina (Li *et al.*, 2018; Bellini *et al.*, 2021; Frampton *et al.*, 2022). Va bien cualquier tipo de ejercicio, y no es necesario que sea intenso, pues este después de comer puede causar problemas gastrointestinales. Basta con caminar o hacer algunas contracciones musculares suaves. Se ha demostrado que simplemente haciendo unas series de flexiones de sóleo con el tobillo (ponerse de puntillas varias veces) ya se reduce la glucosa en sangre (Hamilton *et al.*, 2022). En cambio, comer después de estar mucho tiempo sentado o tumbado aumenta el pico de glucosa posterior a la comida (Dempsey *et al.*, 2018).

Esto indica que el movimiento y el ejercicio son particularmente importantes para las personas que tienen resistencia a la insulina y ayudan a minimizar el riesgo de tener picos de glucosa demasiado pronunciados. La actividad física y el ejercicio, en general, y no solo antes o después de las comidas, son fundamentales para el correcto control de la glucosa en sangre. En el siguiente capítulo hablaremos en profundidad de ello.

11. ACTIVIDAD FÍSICA, EJERCICIO FÍSICO Y SALUD METABÓLICA

Me veo obligado a empezar este apartado explicando las diferencias entre actividad física y ejercicio físico, pues muchas personas piensan que es lo mismo, y no es así. La actividad física se refiere a cualquier tipo de actividad (todo lo que sea distinto de estar sentado o tumbado) que realicemos de forma espontánea durante el día, es decir, sin estar programada o determinada. Por ejemplo, salir a pasear, ir andando al trabajo, sacar al perro, ir a hacer la compra, etcétera. Esta actividad de baja intensidad conduce al movimiento y a un aumento del gasto energético diario. Por su parte, el ejercicio físico es un subconjunto de la actividad física que está planeado, estructurado, es repetitivo y tiene como objetivo final o intermedio la mejora de la aptitud física (y yo diría psíquica, también). El ejercicio debe estar definido por una dosis prescrita y adherente (modo, intensidad, volumen o duración, frecuencia) de esfuerzo o trabajo.

Ejercicio es entrenar, básicamente. Puede ser una sesión de *spinning*, una clase de *body pump*, una sesión de pesas, el entrenamiento de baloncesto o cualquier otro deporte, o unas series de esprint controlando los tiempos.

Conviene aclarar las diferencias entre actividad física y ejercicio porque lo ideal es, siempre que se pueda, integrar ambas cosas en nuestra vida. No tiene que ser todo en el mismo día, la mayoría de nosotros no disponemos del tiempo necesario. Podemos hacerlo en días distintos, en momentos diferentes o aprovechando los desplazamientos diarios.

ACTIVIDAD FÍSICA

La actividad física diaria, por poca que sea, mejora la salud metabólica simplemente porque ayuda a que pasemos menos tiempo sentados. Son muchos los estudios que muestran que estar muchas horas sentados o tumbados aumenta la resistencia a la insulina e incrementa drásticamente los picos de glucosa que generan las comidas (Alibegovic *et al.*, 2010). La relación entre el sedentarismo y la resistencia a la insulina es tal que algunos estudios recientes muestran que el tiempo que una persona pasa sentada al día es un buen predictor de la aparición de resistencia a la insulina en la población (Parker *et al.*, 2023).

Además, cuanto más aumentan las horas diarias que las personas permanecen sentadas, mayores son la cantidad de grasa visceral y grasa abdominal total acumulada, la pérdida de masa muscular y el riesgo de padecer enfermedades o morir (Chau *et al.*, 2013; Henson *et al.*, 2018). Por lo tanto, incrementar la actividad física diaria y reducir el tiempo que estás sentado o tumbado es crucial para mejorar la salud y prevenir enfermedades, hagas o no ejercicio físico.

¿CUÁNTA ACTIVIDAD FÍSICA ES NECESARIA?

La respuesta, en principio, sería: cuanta más mejor. Cuando se trata de prevenir la resistencia a la insulina y la diabetes tipo 2, los datos muestran que algo es mejor que nada, y que cuanto antes empecemos, mejor (Arsenault y Despres, 2023). Según un estudio, añadir una simple caminata diaria a paso ligero de 20 minutos se asocia a un 19 % menos de riesgo de padecer diabetes tipo 2 (Strain *et al.*, 2023). Por lo tanto, te aconsejo es que hagas algo; por poco que sea, será mucho mejor que nada. Sin embargo, sé que esta respuesta no ayuda demasiado, así que voy a intentar concretar un poco más.

Los programas oficiales de modificación del estilo de vida no son muy claros en cuanto al tiempo de práctica, pues ofrecen recomendaciones semanales acerca de los minutos, pero no diferencian entre actividad física y ejercicio físico, lo cual es un truño, hablando claro. Hay consensos que aconsejan entre 150 a 250 minutos a la semana, y otros, como por ejemplo el último de la ADA, actualizado en 2023, que proponen entre 200 a 300 minutos por semana sin diferenciar entre ejercicio y actividad. [1]

Desde mi punto de vista, es necesario hacer recomendaciones para la actividad física por un lado y para el ejercicio por otro, ya que las adaptaciones que ofrecen ambas cosas son diferentes. Hoy en día, dar consejos concretos sobre la actividad física es más fácil que nunca gracias a que el conteo y el seguimiento de pasos diarios se ha convertido en

---

1. <https://diabetesjournals.org/clinical/article/41/1/4/148029/Standards-of-Care-in-Diabetes-2023-Abridged-for>.

algo muy popular que las empresas tecnológicas se han empeñado en incluir en la mayoría de los dispositivos móviles. Esto facilita, sin duda, seguir las recomendaciones diarias de pasos y puede servir como fuente de motivación para hacerlo.

Varios estudios muestran que dar entre 8.000 y 12.000 pasos al día es una buena medida para reducir el riesgo de enfermedad y mejorar la salud metabólica (Lee *et al.*, 2019; Liu *et al.*, 2022). Por ello, mi consejo es que trates de caminar al menos este número de pasos. Además, te sugiero que compartas los resultados con tus amigos para competir de forma amable entre vosotros. Aunque contar pasos parezca tedioso, podemos subirnos al carro de la imparable revolución tecnológica y aprovecharnos de su parte positiva. Con todo, si no te apetece contar pasos con el móvil, simplemente asegúrate de andar al menos una hora al día.

¿QUÉ PASA SI MI TRABAJO ES SEDENTARIO?

Tal vez ahora mismo pienses que estás jodido, que tu trabajo requiere quedarte sentado toda la jornada y que no puedes hacer nada para remediarlo. Tranquilo, hay una solución fácil que no precisa demasiado tiempo ni esfuerzo para reducir el impacto negativo del sedentarismo en la salud y en el gasto energético diario: los *snacks* de ejercicio. Numerosos estudios han mostrado que romper el sedentarismo cada cierto tiempo para movernos un poco mejora drásticamente la salud metabólica. La resistencia a la insulina, la glucosa en sangre, el colesterol o la tensión arterial bajan con solo entre uno y cuatro minutos de movimiento o ejercicio cada hora que pasemos sentados. Los autores de un estudio observaron que romper el tiempo que pasa sentada una persona haciendo unos ejercicios sencillos durante tres minutos utilizando el peso del propio cuerpo reducía la glucosa en sangre en un 31 % y la insulina en un 26 % (Gale *et al.*, 2023).

Algunos consejos que pueden ayudarte a aumentar la actividad física:

- Si tu trabajo es sedentario, realiza pequeñas sesiones de actividad cada hora. Ponte una alarma cada hora y cuando suene dedica tres o cuatro minutos a hacer sentadillas con tu propio peso corporal, subir escaleras, dar saltos o hacer flexiones. Aunque parezca una idiotez, da grandes resultados si eres constante. A quien teletrabaje le será más fácil. En caso de que en tu oficina no te dejen levantarte, aprovecha los desplazamientos para imprimir intensidad a tu velocidad de marcha mientras vas a la parada de bus o de metro o sube las escaleras de dos en dos hasta llegar al piso de tu oficina.
- Usa un escritorio que te permita trabajar de pie en lugar de sentado.
- Aparca lejos cuando vayas a algún sitio.
- No cojas el ascensor.
- Usa la bicicleta como transporte o ve andando.
- Haz turismo y ocio activo los fines de semana y en vacaciones.
- Mantén la media de pasos diaria alta cuando no estés trabajando y compite contra ti mismo a modo de juego.
- Rodéate de personas activas, el entorno social es fundamental.

- Haz más actividades al aire libre con tus hijos, tus amigos o tus mascotas.

EJERCICIO FÍSICO

A estas alturas del libro sabes de sobra que el ejercicio físico es importante para el control de la glucosa en sangre y para el correcto funcionamiento de la insulina. Sin embargo, quizá no sepas hasta qué punto lo es.

> El ejercicio es seguramente la mejor herramienta que tenemos para reducir la glucosa en sangre, aumentar las reservas de glucógeno y mejorar la sensibilidad a la insulina.

Te voy a decir algo que te sorprenderá: la reducción de la glucosa en sangre (al menos en las personas sanas) no se debe principalmente a la acción de la insulina. La captación de glucosa por parte del músculo es aún más decisiva. Sí, el músculo cuando se contrae es capaz de absorber glucosa hacia su interior con independencia de lo que haga la insulina. De hecho, se calcula que la insulina solo elimina entre el 30 y el 50 % de la glucosa después de comer (Best *et al.*, 1996; Hu *et al.*, 2021). El ejercicio físico puede producir mejoras en la resistencia a la insulina o en el nivel de glucosa en sangre igual o superiores a las que producen los principales fármacos destinados a ello (Rebello *et al.*, 2023).

Pero los beneficios del ejercicio en la mejora de la salud metabólica no se quedan ahí. El ejercicio nos ayuda a aumentar la pérdida de grasa general y a reducir los niveles de grasa visceral y ectópica (Sabag *et al.*, 2017). Por otro lado, el ejercicio, concretamente el entrenamiento de fuerza, favorece el aumento de la masa muscular. En definitiva, aparte de su efecto directo en el control de la glucosa y la insulina, el ejercicio físico nos ayuda a mejorar la composición corporal, lo cual a su vez contribuye enormemente a mejorar la salud metabólica (Ferrari *et al.*, 2019; Stocks y Zierath, 2022).

> En la actualidad no existe ningún medicamento con tantos efectos potencialmente beneficiosos para la prevención y el tratamiento de tantas patologías como el ejercicio físico. Pero, lamentablemente, esto no se tiene demasiado en cuenta.

Cuando hablamos de ejercicio físico se abre un abanico enorme de posibilidades, pues lo hay de infinidad de tipos, intensidades, duración, etcétera. Está lejos de mi intención explicar en este libro todas y cada una de las variables implícitas a la hora de realizar un programa de ejercicio físico. Además, la prescripción de ejercicio debe ser adecuada al contexto de cada persona. Lo ideal es contar con un entrenador personal, o si no, te recomiendo que te suscribas a la versión premium de la aplicación SPOTIEAT, que incorpora un apartado sobre el ejercicio físico adecuado a cada persona en función de sus características, con ejemplos en vídeo y explicaciones técnicas, entre otras ventajas.

A grandes rasgos y de manera sencilla, podemos clasificar el ejercicio físico en dos grandes tipos: ejercicio de fuerza y ejercicio de resistencia aeróbica. La categorización de ambos no es tan sencilla como se suele pensar, pero voy a explicarte las características básicas de cada uno.

ENTRENAMIENTO DE FUERZA

Aunque durante mucho tiempo el entrenamiento de fuerza ha sido relegado a los atletas de competición, culturistas o machacas de gimnasio, desde hace más de veinte años, la evidencia científica es rotunda a la hora de mostrar que el entrenamiento de fuerza debe estar presente en cualquier programa de ejercicio cuyo objetivo sea la mejora de la salud. Por regla general, el entrenamiento de resistencia aeróbica, más conocido como «cardio» (correr, ir en bicicleta, etcétera) ha sido considerado el tipo de ejercicio ideal para mejorar la salud, y el entrenamiento de fuerza ha estado más vinculado al rendimiento deportivo o la estética corporal. Incluso se le han achacado perjuicios para la salud. Nada más lejos de la realidad. El entrenamiento de fuerza es fundamental para tener una buena salud general y se torna el pilar central de la programación del ejercicio para la salud.

El entrenamiento de fuerza consiste en el sometimiento muscular a una determinada tensión mecánica (carga). Esta carga deberá estar regulada en función del nivel o fuerza del sujeto. Para un sujeto joven y fuerte, el entrenamiento de fuerza podrá consistir en un levantamiento de pesas con gran tonelaje; para un niño de doce años, podrá consistir en jugar con sus amigos haciendo cargas entre ellos, como en los juegos populares de toda la vida. Juegos como la carretilla o el caballito formaban parte de la infancia de cualquier niño, al menos hasta hace poco, antes de que fueran sustituidos por los videojuegos. Para una persona anciana o con patologías, un entrenamiento de fuerza podría ser simplemente levantarse de la silla y sentarse.

Así pues, el entrenamiento de fuerza es un tipo de ejercicio, no un tipo de intensidad. La intensidad será específica para cada sujeto en cuestión. Por otro lado, no existe ningún problema en levantar cargas durante un entrenamiento de fuerza, ni para hombres ni para mujeres. De hecho, es adecuado.

El entrenamiento de fuerza es probablemente la mejor herramienta que tenemos para mejorar la resistencia a la insulina. Una sola sesión de entrenamiento de fuerza mejora la sensibilidad a la insulina hasta 24 o 48 horas después de la sesión en personas sanas y reduce de modo notable la resistencia a la insulina en personas con diabetes tipo 2, además de mejorar el nivel de glucosa en sangre (Koopman *et al.*, 2005; Bittel *et al.*, 2021). De hecho, el entrenamiento de fuerza puede mejorar la hemoglobina glicosilada, la glucemia, la resistencia a la insulina, el perfil lipídico y la diabetes tipo 2 tanto o más que el entrenamiento de resistencia aeróbica (Cauza *et al.*, 2005; Bacchi *et al.*, 2012; Nery *et al.*, 2017; Jansson *et al.*, 2022).

El entrenamiento de fuerza induce un aumento de la utilización y captación de glucosa, de forma independiente a la insulina. Para que se entienda, podríamos decir que el entre-

> namiento de fuerza puede hacer lo mismo que la insulina, favoreciendo la captación de glucosa por parte del músculo, pero sin que haya insulina de por medio.

Además del beneficio directo del entrenamiento de fuerza en el nivel de glucosa e insulina, este tipo de ejercicio es el más efectivo para mejorar la masa muscular, lo cual es clave para ganar salud metabólica (Merz *et al.*, 2011). Por otro lado, el ejercicio de fuerza es una excelente herramienta para reducir la grasa visceral, la grasa abdominal y la grasa ectópica, claramente relacionadas con la resistencia a la insulina y la diabetes tipo 2 (Dutheil *et al.*, 2013; Allman *et al.*, 2019).

Si tenemos en cuenta las mejoras drásticas y significativas logradas por este tipo de entrenamiento en muchos otros factores asociados a nuestra salud, como la inflamación sistémica, el estrés oxidativo, el colesterol, la hipertensión, el riesgo de padecer todo tipo de enfermedades, así como la reducción de la mortalidad por cualquier causa, está del todo justificado que el entrenamiento de fuerza sea una prioridad a la hora de prevenir y tratar las enfermedades típicas del siglo XXI, como las enfermedades cardiometabólicas, la diabetes, el cáncer, las enfermedades autoinmunes o simplemente el envejecimiento no saludable.

Cómo diseñar las sesiones de entrenamiento de fuerza para mejorar la salud metabólica

Para optimizar las mejoras en el control de la glucosa en sangre y la resistencia a la insulina, lo ideal es trabajar siempre en sesiones de cuerpo completo, más conocidas como *full-*

body. Las mejoras que consigue el entrenamiento de fuerza en los músculos son locales, es decir, solo se producen en la musculatura implicada en los ejercicios. Por este motivo, para las personas con resistencia a la insulina o diabetes tipo 2, es muy efectivo el entrenamiento en circuitos que involucren la mayor cantidad posible de grupos musculares distintos (Steenberg *et al.*, 2020; Eriksson *et al.*, 1998; Cremona *et al.*, 2018).

Cuando se eligen los ejercicios que van a formar estos circuitos de entrenamiento, conviene priorizar aquellos en los que intervengan grupos musculares más grandes, como las sentadillas, ante los que movilizan grupos musculares más pequeños, como los ejercicios de bíceps o tríceps. Pese a ello, el trabajo de los grupos musculares más pequeños también debe tener cabida en la sesión, ya que el trabajo específico de cada grupo muscular podría reducir la grasa ectópica infiltrada en su interior.

Por último, un número alto de repeticiones puede ser más efectivo para reducir los niveles de glucógeno muscular y aumentar la capilarización en el músculo (lo cual contribuye a mejorar la resistencia a la insulina) que las series de ejercicios con mucho peso y pocas repeticiones. Aunque no está completamente demostrado, los ejercicios con una carga que permita hacer entre 10 y 20 repeticiones parecen los ideales para las personas con resistencia a la insulina o diabetes tipo 2 (Olver y Laughlin, 2016; Paquin *et al.*, 2021; Mortensen *et al.*, 2019).

Una buena noticia es que para el entrenamiento de fuerza no es obligatorio disponer de maquinaria de gimnasio. Aunque esta facilita el trabajo, podemos hacer ejercicios en casa utilizando el peso del cuerpo, gomas elásticas, mancuernas, etcétera. Es importante aplicar una buena técnica para evitar lesiones y asegurar un trabajo efectivo.

ENTRENAMIENTO DE RESISTENCIA AERÓBICA

Estoy seguro de que alguna vez, aunque sea puntualmente, has hecho una sesión de cardio, un tipo de entrenamiento quizá más conocido. Correr, hacer footing o jogging, una clase de *spinning*, una salida en bicicleta o incluso una clase de baile tipo zumba pueden considerarse ejercicios de resistencia aeróbica.

Por suerte, este tipo de ejercicio, a diferencia del de fuerza, siempre ha estado bien considerado por la sociedad y el ámbito sanitario. Pese a ello, ni la sociedad en general ni la mayoría de los profesionales sanitarios son conscientes de lo que el ejercicio puede hacer por la salud en conjunto. Al igual que el entrenamiento de fuerza, el ejercicio de resistencia aeróbica es capaz de mejorar la glucosa en sangre y la resistencia a la insulina independientemente de que exista pérdida de peso o no (Bird y Hawley, 2017).

Existen dos grandes tipos de ejercicio de resistencia aeróbica, que se distinguen por su intensidad, volumen y forma de ejecutarlo: por un lado, tenemos al conocido HIIT, y por el otro, el LISS y el MICT. El HIIT (*high intensity interval trainning*, o ejercicio de resistencia interválico de alta intensidad) es un entrenamiento de resistencia de alta intensidad y corta duración. Se practica en intervalos, combinando series de ejercicios muy intensos con descansos cortos para recuperar. La duración de los intervalos de esfuerzo y de descanso es muy variable y depende del contexto de cada persona y de sus objetivos. Un ejemplo de HIIT es hacer múltiples series de esprint de alta intensidad con descansos entre ellas.

Por otro lado, el LISS (*low intensity steady state* o ejercicios de resistencia continuos a baja intensidad) es un cardio de baja intensidad. Se trata de hacer un trabajo aeróbico suave a un ritmo constante durante un largo periodo, como, por ejemplo, salir a trotar o hacer footing. Aunque algunos autores no distinguen entre LISS y MICT (*moderate intensity continuous training* o ejercicios de resistencia continuos a media intensidad), este último sería un cardio de intensidad moderada, en el que se aplica un poco más de potencia que en el LISS pero sin llegar al HIIT.

Los protocolos de ejercicio HIIT, LISS y MICT son todos ellos efectivos para la mejora de la salud metabólica, sin embargo, la magnitud de la mejoría es diferente según el que se aplique, y todos presentan ventajas y limitaciones. Veamos las más importantes.

HIIT *VERSUS* LISS/MICT

A la hora de estudiar los protocolos de ejercicio para la mejora de la salud o la pérdida de grasa, muchas investigaciones comparan diferentes métodos con el fin de buscar la optimización del entrenamiento. A la mayoría de la gente le resulta tedioso hacer ejercicio, así que determinar qué tipo de ejercicio es más eficiente o genera más adherencia es clave para la consecución de los objetivos. Son muchos los estudios que comparan los resultados del HIIT con los del LISS o el MICT en cuanto a pérdida de grasa y mejora de la salud.

El HIIT genera acciones más parecidas al entrenamiento de fuerza debido a su propia naturaleza y al tipo de fibra que involucra. El consumo de glucosa por parte del músculo es mayor en ejercicios de fuerza y en ejercicios de resistencia de alta intensidad. Esto implica que ambos tipos de ejercicio seguramente sean los más eficaces para vaciar los depósitos de glucógeno y mejorar la sensibilidad a la insulina y el control de la glucosa en sangre. De hecho, son muchos los estudios que muestran que tanto el entrenamiento de fuerza como el cardio de alta intensidad son las opciones más eficaces para mejorar la salud metabólica (Iellamo *et al.*, 2014; Little *et al.*, 2014; Gordon *et al.*, 2015; Moreno-Cabañas *et al.*, 2021).

Esto no significa que el cardio de baja intensidad no sirva para nada. Ya vimos anteriormente que solo andar o dar un paseo ya reduce un poco la glucosa en sangre o la resistencia a la insulina. Algo es mejor que nada, ¿recuerdas? Aun así, es necesario recalcar que si nos quedamos en lo mínimo, las mejoras pueden ser insuficientes. Si, por el contrario, hacemos un poco más o a mayor intensidad, los beneficios se multiplicarán.

Un reciente metaanálisis concluye que el HIIT es probablemente la mejor estrategia de ejercicio para mejorar la glucosa en sangre y la resistencia a la insulina en diabéticos tipo 2, pero no todo el mundo podrá empezar con ejercicio de alta intensidad (Arrieta-Leandro *et al.*, 2023). Las personas que tengan una baja aptitud física es muy posible que no puedan hacerlo o que se aburran y terminen abandonando. Por ello, quiero recalcar que no es necesario aplicar intensidad desde el inicio de un programa de entrenamiento para ver mejoras. De hecho, algunos estudios hechos con personas que ya presentan diabetes tipo 2 no encuentran grandes diferencias entre el entrenamiento de resistencia de baja o alta intensidad en la mejora de la enfermedad, por lo que ambos sirven (Balducci *et al.*, 2012; Taylor *et al.*, 2014; Hwang *et al.*, 2019; Arrieta-Leandro *et al.*, 2023).

En lo que se refiere a otros objetivos interesantes para la mejora de la salud metabólica, como, por ejemplo, la pérdida de grasa, el ejercicio de resistencia aeróbica de alta y baja intensidad puede ser eficaz. Sin embargo, cuando se trata de reducir la grasa visceral, la cosa cambia. Disminuir la grasa visceral es fundamental para mejorar la salud metabólica. Pues bien, el mejor ejercicio para disminuir la grasa visceral es el entrenamiento de fuerza, como comenté anteriormente, y también el HIIT. De momento no se conoce ningún fármaco o estrategia nutricional tan efectivo para perder grasa visceral como el entrenamiento de fuerza o el HIIT (Dutheil *et al.*, 2013; Türk *et al.*, 2017; Maillard *et al.*, 2018).

En líneas generales, el ejercicio de resistencia aeróbica de alta intensidad parece ser un poco más eficaz que el ejercicio continuo de baja intensidad, al menos en personas jóvenes y sin diabetes. En personas con baja aptitud física, obesidad severa o diabetes tipo 2 no se ha visto que haya diferencias. Esto seguramente se deba a que en estos casos, cualquier estímulo de ejercicio es suficiente para lograr mejoras significativas, al menos al principio. Pero más allá de que uno sea mejor que otro, es importante que te grabes este mensaje en el cerebro: un poco es mejor que nada. A menudo pensamos que si no es intenso, el entrenamiento no servirá de nada. Esta idea, cuando hablamos de ejercicio y salud, es desafortunada. Elige el tipo de ejercicio que más te guste, que más adherencia te genere a largo plazo e intenta en la medida de lo posible mejorar día a día. El ejercicio tipo HIIT ahorra tiempo, ya que las sesiones son más cortas. Sin embargo, es una práctica que, por su intensidad, puede fomentar rechazo. En suma, se trata de escoger lo que mejor le vaya a cada uno (Saanijoki *et al.*, 2015).

Es más, un exceso de ejercicio se puede tornar negativo para mejorar la salud metabólica. Demasiada intensidad o volumen de ejercicio puede aumentar la glucosa en sangre debido a una subida drástica de las hormonas del estrés (adrenalina, cortisol, etcétera) y generar resistencia a la insulina aguda. Por eso, muchos deportistas que usan sensores de glucosa a veces se alarman cuando ven que su glucosa en sangre sube mucho al hacer ejercicio intenso. Es un fenómeno fisiológico que no supone ningún problema en personas sanas o deportistas de élite, así que tranquilo. Sin embargo, puede ser negativo en aquellas que tengan resistencia a la insulina o diabetes tipo 2. Este es el motivo por el cual muchos estudios observan que en pacientes con diabetes tipo 2, el ejercicio de baja intensidad mejora más la glucosa en sangre que el ejercicio de alta intensidad, pero lo que ocurre a nivel agudo no siempre conlleva mejoras a largo plazo, y, como he explicado antes, el ejercicio de alta intensidad es una buena opción en estos casos.

Si eres una persona con resistencia a la insulina o diabetes tipo 2, no te alarmes ni tengas miedo a entrenar fuerte; realmente, la intensidad, el volumen y la frecuencia con que hay que entrenar para que el ejercicio se convierta en contraproducente es bastante alta (Flockhart *et al.*, 2021; Flockhart *et al.*, 2023).

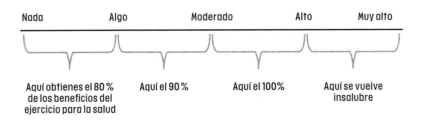

VOLUMEN E INTENSIDAD DEL EJERCICIO

Nada　　　　Algo　　　　Moderado　　　　Alto　　　Muy alto

Aquí obtienes el 80 %　Aquí el 90 %　　Aquí el 100 %　　Aquí se vuelve
de los beneficios del　　　　　　　　　　　　　　　　insalubre
ejercicio para la salud

Figura 54: La mayor parte de los beneficios del ejercicio físico para la salud se consiguen con un entreno relativamente suave.

ENTRENAMIENTO CONCURRENTE

Ya has visto que tanto el entrenamiento de fuerza como el cardio proporcionan mejoras sustanciales del control de la glucosa y ayudan a gozar de una excelente sensibilidad a la insulina. Practicar el uno o el otro será una valiosa herramienta para mejorar tu salud metabólica. Pero ¿por qué no combinar ambos? La combinación de ejercicio de fuerza con ejercicio de resistencia aeróbica, tanto de alta como de baja intensidad, es sin duda la mejor opción. La evidencia científica sobre el efecto multiplicador de la combinación de ambos tipos de ejercicio en las mejoras de la salud y la pérdida de grasa es clara.

Una reciente revisión científica y varios metaanálisis concluyen que la mejor estrategia para prevenir o mejorar la resistencia a la insulina, la hemoglobina glicosilada y la glucosa en sangre o revertir la diabetes tipo 2 es combinar el entrenamiento de fuerza con el entrenamiento de resistencia aeróbica (Savikj y Zierath, 2020; Church *et al.*, 2010; Umpierre *et al.*, 2011; Zaki *et al.*, 2023).

Existen múltiples formas de estructurar el entrenamiento concurrente, es decir, la combinación de entrenamientos de fuerza y de resistencia. Podemos combinarlos en la misma sesión. En este caso, es mejor hacer primero el entrenamiento de fuerza y dejar para el final el entrenamiento de resistencia. Otra opción es integrarlo todo en la misma sesión. Por ejemplo, hacer circuitos de ejercicios donde combinemos entrenamientos de fuerza de diferentes grupos musculares con ejercicios de resistencia aeróbica como saltos, comba, esprints, *burpees*, etcétera. Otra opción también válida es hacerlos en momentos diferentes, por ejemplo, alternando días de trabajo de fuerza y días de entrenamiento de resistencia aeróbica.

En resumen, la actividad física y el ejercicio físico en cualquiera de sus formas son una herramienta excelente para prevenir y mejorar la resistencia a la insulina, la glucosa en sangre y la diabetes tipo 2. Cada persona tiene su contexto, preferencias o disponibilidad de tiempo. Por este motivo, te recomiendo que practiques lo que puedas según tus posibilidades, partiendo de la base de que un poco es mejor que nada y de que cuanto más variado y combinado, mejor. Por ejemplo, si tienes disponibilidad para entrenar tres días a la semana, podrías hacer esto:

LUNES	Entrenamiento de fuerza *fullbody* (7 ejercicios en circuito de grupos musculares diferentes haciendo entre 10 y 20 repeticiones en cada uno) + 10 minutos de cardio HIIT alternando periodos intensos de 30 segundos con 60 segundos de recuperación.
MARTES	Paseo de una hora.
MIÉRCOLES	Entrenamiento de fuerza *fullbody* (10 ejercicios en circuito de grupos musculares diferentes haciendo entre 10 y 20 repeticiones en cada uno y alternando con ejercicios cardiovasculares como saltos, *skipping*, *burpees*, etcétera).
JUEVES	Paseo de una hora.
VIERNES	Entrenamiento de fuerza de grandes grupos musculares (sentadillas, peso muerto, remo barra, *press* banca) haciendo 4 series de cada ejercicio de entre 10 y 20 repeticiones + 35 minutos de cardio al finalizar.
SÁBADO	Descanso o turismo activo.
DOMINGO	Descanso o paseo en bicicleta suave.

Existen multitud de combinaciones posibles, que deben ser ajustadas en función de las características y disponibilidad de cada uno. Te animo a que no esperes ni un segundo más. Te aseguro que tu vida va a cambiar radicalmente. Los comienzos son pesados, te dará pereza ponerte a entrenar y terminarás fatigado, y aun así no notarás grandes cambios, pero con el paso del tiempo irás viendo avances en todos los sentidos y te irás sintiendo cada vez mejor, hasta tal punto que te encantará hacer ejercicio, y en ese momento será cuando te darás las gracias a ti mismo por haber empezado y haber persistido.

12. ESTRÉS Y SALUD METABÓLICA

Evitar el estrés físico o psicológico crónico, es decir, mantenido en el tiempo, es fundamental para mejorar la salud metabólica. No obstante, hay algún tipo de estrés que no es negativo; el estrés agudo y puntual es necesario.

El **EUSTRÉS** es el estrés agudo que nos motiva a hacer cambios positivos, a adaptarnos y a crecer.

Pero si el estrés se convierte en angustia o tensión constante, no tardaremos en observar que tiene consecuencias indeseables.

Cuando el cuerpo está estresado se producen en él un montón de reacciones fisiológicas, como la hiperactivación del sistema nervioso simpático, el aumento de la frecuencia cardiaca y respiratoria, la inmunosupresión o algunas alteraciones hormonales, entre otras. De todas las alteraciones hormonales, las más reseñables son el aumento crónico de la famosa hormona del estrés, el cortisol, y el aumento de la adrenalina. Precisamente, estos cambios fisiológicos son los que favorecerán una alteración en la glucosa en sangre. Veamos brevemente por qué y cómo ocurre esto.

A lo largo de la evolución del ser humano, el estrés agudo ha sido una señal de alarma para que evitáramos el peligro, ya que nos prepara para la lucha o huida. Ante una amenaza como el ataque de un depredador, el estrés generado hace que se liberen hormonas del estrés, se acelere la frecuencia cardiaca y aumente la oxigenación en los músculos para prepararnos para pelear o salir corriendo. Además, el estrés agudo ayuda a liberar el glucógeno del hígado hacia la sangre para que la glucosa sea tomada por los músculos. Es obvio, necesitamos energía en los músculos para luchar o correr. Esto es un proceso fisiológico normal, y gracias a este estrés agudo hemos sobrevivido como especie. Una vez pasa el peligro, el cuerpo recupera la normalidad y todo vuelve a su sitio. Sin embargo, se estima que hemos evolucionado para pasar solo alrededor del 20 % de nuestra vida en un estado de lucha o huida. El resto del tiempo deberíamos estar tranquilos.

Sin embargo, la sociedad actual sufre amenazas en forma de dificultades económicas, no llegar a fin de mes, problemas en el trabajo, un despido, un divorcio, conflictos familiares... Antes, el ser humano luchaba o salía corriendo y el problema se solventaba. Ahora, las complicaciones permanecen, son una constante, sobre todo en la mente; día tras día nos preocupamos por infinidad de asuntos, incluso por cosas que aún no han pasado o que jamás van a pasar. Esto, sin duda, genera estrés crónico mantenido. Cuando hay estrés crónico (es decir, duradero), el cuerpo le indica al cerebro que el peligro persiste y mantiene los efectos fisiológicos del estrés durante todo el tiempo. Es decir, puedes estar sentado en casa, trabajando delante del ordenador o comiendo mientras das vueltas a tus problemas diarios, y tu cuerpo actúa liberando glucosa a la sangre porque piensa que debes luchar o correr. Pero los músculos no usarán la cantidad extra de glucosa en sangre, y este es uno de los motivos por los que el estrés aumenta los niveles de glucosa en sangre. Además, un exceso de cortisol puede generar resistencia a la insulina y acumular grasa subcutánea, visceral y ectópica, lo que aumenta el problema (Sharma y Singh, 2020; Joseph y Golden, 2017).

Ojo, al igual que ocurre con la insulina, el cortisol no es perjudicial por sí mismo; lo necesitamos para mantenernos con vida. El problema es el exceso de cortisol generado por situaciones no fisiológicas como el estrés crónico. Existen multitud de tipos de estrés que pueden mantener una respuesta fisiológica alterada, como, por ejemplo, el estrés psi-

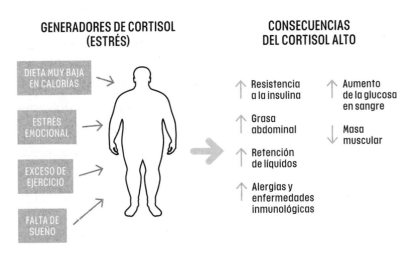

Figura 55: El estrés crónico afecta de manera multisistémica a nuestro organismo.

cológico por preocupaciones cotidianas (trabajo, familia, dinero, etcétera), por el fallecimiento de un familiar o un amigo, por sufrir una enfermedad crónica, por falta de sueño, por dietas excesivamente hipocalóricas, por exceso de ejercicio sin descanso, entre otros motivos.

La relación del estrés y el cortisol con la glucosa en sangre y la resistencia a la insulina es compleja. Está lejos de mi intención explicar con detalle todos los mecanismos fisiológicos que intervienen en ella. Simplemente quiero que sepas que el estrés crónico es uno de los factores que alteran los niveles de glucosa en sangre, generan resistencia a la insulina y pueden contribuir a acumular grasa, entre otras muchas cosas (Adam *et al.*, 2010).

En definitiva, gestionar el estrés crónico en la medida en que podamos es muy importante para asegurar una correcta salud metabólica. Si me preguntas qué puedes hacer o qué herramientas te servirán para mejorar la gestión del estrés, te diré que se abre un abanico enorme de posibilidades que te resultarán más o menos interesantes en función de tus circunstancias personales. En caso de que tras poner en práctica estos consejos que te voy a dar a continuación observes que no mejoras, quizá sea conveniente que acudas a un profesional de la psicología para que te ayude. Algunas cosas que puedes hacer en primer lugar son:

- Meditar o practicar *mindfulness*.
- Hacer ejercicio físico y actividad física diaria.
- Dormir al menos 7 u 8 horas diarias.

- Tener contacto con la naturaleza.
- Respetar los ciclos circadianos (no acostarte muy tarde y madrugar por la mañana).
- Seguir una dieta saludable como la expuesta en este libro.
- Mantenerte hidratado.
- Mantener relaciones sociales sanas con amigos y familiares, y alejarte de personas tóxicas.
- Evitar el alcohol, el tabaco, las drogas o las bebidas estimulantes con cafeína u otros excitantes.
- Tomar suplementos naturales que ayudan a reducir el estrés o bajar los niveles de cortisol, como por ejemplo la *ashwagandha*, la *Rhodiola rosea*, el extracto de azafrán, el aceite de lavanda, etcétera.

13. UN DULCE ADIÓS

Llegamos al final de este viaje. Ha sido un recorrido lleno de descubrimientos y consejos útiles, pero lo más importante es que te da la tranquilidad de saber que tienes el poder de tomar el control de tu salud metabólica y tu bienestar. Depende de ti, así que no pierdas ni un segundo y pon en práctica todo lo aprendido en este libro. Podrás vivir una larga vida lejos de la mayoría de las enfermedades metabólicas típicas del siglo XXI, como la diabetes tipo 2, la enfermedad cardiovascular, el cáncer o las enfermedades neurodegenerativas.

A lo largo de este libro has aprendido cómo se regula la glucosa en sangre y el decisivo papel que desempeña en la salud. Has desmontado muchos de los mitos que giran alrededor de los carbohidratos o de hormonas como la insulina. Has comprendido que de nada sirve obsesionarse con cada subida y bajada de la glucosa en sangre y que debemos abordar la salud con una actitud flexible e integradora. Has entendido que hacer ejercicio o actividad física no es opcional, ya que probablemente es la herramienta más valiosa que tenemos para regular la glucosa, entre otros muchos beneficios. Has integrado que el estrés puede modular los niveles de glucosa en sangre, por lo que cuidar la salud mental también resulta imprescindible.

Asimismo, has descubierto que la diabetes tipo 2 no es necesariamente el destino de aquellos con predisposición genética, sino un trastorno que se puede prevenir o manejar de manera efectiva con un plan adecuado de alimentación, ejercicio y estilo de vida.

Un pilar fundamental de la salud es el conocimiento y la educación. Descubrir cómo funciona el organismo es esencial para tomar decisiones informadas y conscientes que beneficien la salud y para desmantelar algunos mitos que, lamentablemente, aún persisten en la sociedad. La educación es tu mayor aliada contra la desinformación.

En última instancia, quiero agradecerte que hayas dedicado tu tiempo a leer este libro y embarcarte en el viaje con que iniciarás la toma de control de tu salud. Enhorabuena por ello, has dado el primer paso. Tu salud es un tesoro preciado que merece ser cuidado, y tienes todo lo que necesitas para lograrlo. Recuerda que el cambio es un proceso que lleva tiempo, pero cada pequeño avance hacia una alimentación adecuada y un estilo de vida activo te acercará a tus metas y a un correcto control de la glucosa en sangre.

Así que, querido lector, déjame despedirme de ti con un dulce adiós. Que tus niveles de glucosa se mantengan estables y que tu vida esté llena de salud y felicidad.

AGRADECIMIENTOS

Este ha sido el libro que más me ha costado escribir, pero no por el contenido, sino por mi estado anímico, ya que estaba pasando por una crisis ansioso-depresiva. Pensaba que no lo acabaría, que después de tantos meses de trabajo e investigación jamás vería la luz. En cambio, no ha sido así. Gracias a mi entorno más cercano he tenido la fuerza necesaria para poder terminarlo. Y estoy muy orgulloso del resultado final.

Dada la circunstancia, me veo obligado, más que nunca, a agradecer enormemente el apoyo incondicional de mi pareja, Lucía Pérez, de mis padres y mis hermanos y de mi psicóloga. Una vez más, debo darle las gracias también a mi editora, Alba, por su comprensión, ayuda y apoyo.

Por otro lado, es indispensable dar las gracias a los nutricionistas e investigadores que hacen ciencia constantemente, a menudo en condiciones precarias, y que siguen adelante motivados por la pasión que sienten por su trabajo y por avanzar en el conocimiento humano. Si no fuese por el esfuerzo de todos ellos, ni este ni ningún otro libro dedicado a la salud tendría sentido.

Por último, te agradezco especialmente a ti, lector, no solo la confianza depositada en mí al comprar y leer este libro, sino los comentarios y preguntas que tú y muchos otros me habéis hecho, pues me han motivado a explorar más profundamente los temas tratados en estas páginas. Vuestra curiosidad y deseo de aprender son una fuente de inspiración continua. Espero que el enorme esfuerzo que me ha supuesto escribir y, sobre todo, terminar este libro haya merecido la pena para ti.

ISMAEL GALANCHO REINA

BIBLIOGRAFÍA

Acheson, K. J., *et al.*, «Glycogen storage capacity and de novo lipogenesis during massive carbohydrate overfeeding in man», *The American Journal of Clinical Nutrition*, 48, n.º 2 (1988), pp. 240-247.

Adam, T. C., *et al.*, «Cortisol is negatively associated with insulin sensitivity in overweight Latino youth», *The Journal of Clinical Endocrinology & Metabolism*, 95, n.º 10 (2010), pp. 4729-4735.

Agani, Z., *et al.*, «The changes in levels of blood cortisol, glucose, and oxygen saturation in type 2 diabetic patients during tooth extraction», *Clinical and Experimental Dental Research*, 8, n.º 6 (diciembre de 2022), pp. 1449-1455.

Ahmed, S. H., «Is sugar more addictive than cocaine?» (enero de 2012), <https://www.researchgate.net/publication/281920449_Is_sugar_more_addictive_than_cocaine>.

Ahnen, R. T., S. S. Jonnalagadda y J. L. Slavin, «Role of plant protein in nutrition, wellness, and health», *Nutr Rev*, 77, n.º 11 (1 de noviembre de 2019), pp. 735-747, <https://doi:10.1093/nutrit/nuz028. PMID: 31322670>.

Al-Mrabeh, A., *et al.*, «1184-P: Return to Normal Glucose Control by Weight Loss in Nonobese People with Type 2

Diabetes: The ReTUNE Study», *Diabetes*, 70, supl. 1 (1 de junio de 2021), p. 1184.

Al-Mrabeh, A., *et al.*, «2-year remission of type 2 diabetes and pancreas morphology: a post-hoc analysis of the Di-RECT open-label, cluster-randomised trial», *The Lancet Diabetes & endocrinology*, 8, n.º 12 (2020), pp. 939-948.

Alibegovic, A. C., *et al.*, «Insulin resistance induced by physical inactivity is associated with multiple transcriptional changes in skeletal muscle in young men», *American Journal of Physiology-Endocrinology and Metabolism*, 299, n.º 5 (2010), pp. E752-E763.

Allman, B. R., *et al.*, «Fat metabolism and acute resistance exercise in trained women», *Journal of Applied Physiology*, 126, n.º 3 (2019), pp. 739-745.

Álvarez, G. G., y N. T. Ayas, «The impact of daily sleep duration on health: a review of the literature», *Progress in Cardiovascular Nursing*, 19, n.º 2 (2004), pp. 56-59.

Ancu, O., *et al.*, «Does high dietary protein intake contribute to the increased risk of developing prediabetes and type 2 diabetes?», *Applied Physiology, Nutrition, and Metabolism*, 46, n.º 1 (2020), pp. 1-9, <https://doi.org/10.1139/apnm-2020-0396>.

Arrieta-Leandro, M. C., *et al.*, «The effect of chronic high-intensity interval training programs on glycaemic control, aerobic resistance, and body composition in type 2 diabetic patients: a meta-analysis», *Journal of Endocrinological Investigation* (15 de julio de 2023), pp. 1-21.

Arsenault, Benoit J., y Jean-Pierre Després, «Physical Activity for Type 2 Diabetes Prevention: Some Is Better Than None, More Is Better, and Earliest Is Best», *Diabetes Care*,

46, n.º 6 (1 de junio de 2023), pp. 1132-1134, <https://doi.org/10.2337/dci22-0065>.

Astrup, A., y M. F. Hjorth, «Low-fat or low carb for weight loss? It depends on your glucose metabolism», *EBioMedicine*, 22 (2017), pp. 20-21.

Aung, K., *et al.*, «Risk of developing diabetes and cardiovascular disease in metabolically unhealthy normal-weight and metabolically healthy obese individuals», *The Journal of Clinical Endocrinology & Metabolism*, 99, n.º 2 (febrero de 2014), pp. 462-468.

Bacchi, E., *et al.*, «Metabolic effects of aerobic training and resistance training in type 2 diabetic subjects: a randomized controlled trial (the RAED2 study)», *Diabetes Care*, 35, n.º 4 (2012), pp. 676-682.

Balducci, S., *et al.*, «Effect of high-versus low-intensity supervised aerobic and resistance training on modifiable cardiovascular risk factors in type 2 diabetes; the Italian Diabetes and Exercise Study (IDES)», *PloS One*, 7, n.º 11 (2012), e49297.

Basiak-Rasala, A., D. Rozanska y K. Zatonska, «Food groups in dietary prevention of type 2 diabetes», *Roczniki Państwowego Zakładu Higieny*, 70, n.º 4 (2019), pp. 347-357.

Beals, J. W., *et al.*, «Dietary weight loss-induced improvements in metabolic function are enhanced by exercise in people with obesity and prediabetes», *Nat Metab* 5 (26 de junio de 2023), pp. 1221-1235, <https://doi.org/10.1038/s42255-023-00829-4>.

Beck, R. W., *et al.*, «Validation of time in range as an outcome measure for diabetes clinical trials», *Diabetes Care*, 42, n.º 3 (2019), pp. 400-405.

Bellini A., *et al.*, «The Effect of Different Postprandial Exercise Types on Glucose Response to Breakfast in Individuals with Type 2 Diabetes», *Nutrients*, 13, n.º 5 (2021), p. 1440, <https://doi.org/10.3390/nu13051440>.

Bermingham, K., *et al.*, «Measures of optimal glucose "time in range" and variability using continuous glucose monitors in 4,805 healthy non-diabetic individuals is discriminatory of cardiovascular health risk», *Proceedings of the Nutrition Society*, 81, n.º OCE1 (8 de febrero de 2022), p. E8.

Best, J. D., *et al.*, «Role of glucose effectiveness in the determination of glucose tolerance», *Diabetes Care*, 19, n.º 9 (1996), pp. 1018-1030.

Bingley, C. A., *et al.*, «Impact of menstrual cycle phase on insulin sensitivity measures and fasting lipids», *Hormone and Metabolic Research*, 40, n.º 12 (2008), pp. 901-906.

Bird, S. R., y J. A. Hawley, «Update on the effects of physical activity on insulin sensitivity in humans», *BMJ Open Sport & Exercise Medicine*, 2, n.º 1 (2017), p. e000143.

Bittel, A. J., *et al.*, «A single bout of premeal resistance exercise improves postprandial glucose metabolism in obese men with prediabetes», *Medicine and Science in Sports and Exercise*, 53, n.º 4 (2021), p. 694.

Bjørnholt, J. V., *et al.*, «Fasting blood glucose: an underestimated risk factor for cardiovascular death. Results from a 22-year follow-up of healthy nondiabetic men», *Diabetes Care*, 22, n.º 1 (1999), pp. 45-49.

Bjørnshave, A., y K. Hermansen, «Effects of dairy protein and fat on the metabolic syndrome and type 2 diabetes», *The Review of Diabetic Studies: RDS*, 11, n.º 2 (2014), p. 153.

Boelsma, E., *et al.*, «Measures of postprandial wellness after single intake of two protein-carbohydrate meals», *Appetite*, 54, n.º 3 (2010), pp. 456-464.

Bondonno, N. P., *et al.*, «Associations between fruit intake and risk of diabetes in the AusDiab cohort», *The Journal of Clinical Endocrinology & Metabolism*, 106, n.º 10 (2021), pp. e4097-e4108.

Borg, R., *et al.*, «Real-life glycaemic profiles in non-diabetic individuals with low fasting glucose and normal HbA 1c: the A1 °C-Derived Average Glucose (ADAG) study», *Diabetologia*, 53 (2010), pp. 1608-1611.

Borror, A., *et al.*, «The effects of postprandial exercise on glucose control in individuals with type 2 diabetes: a systematic review», *Sports Medicine*, 48, n.º 6 (2018), pp. 1479-1491.

Braesco, V., *et al.*, «Ultra-processed foods: how functional is the NOVA system?», *Eur J Clin Nutr*, 76 (21 de marzo de 2022), pp. 1245-1253, <https://doi.org/10.1038/s41430-022-01099-1>.

Braunstein, C. R., *et al.*, «Effect of Low-Glycemic Index/ Load Diets on Body Weight: A Systematic Review and Meta-Analysis of Randomized Controlled Trials Image 8», *Canadian Journal of Diabetes*, 40, n.º 5 (2016), p. S14.

Bray, G. A., S. J. Nielsen y B. M. Popkin, «Consumption of highfructose corn syrup in beverages may play a role in the epidemic of obesity», *Am J Clin Nutr*, 79, n.º 4 (2004), pp. 537-543.

Bray, G. A., y C. Bouchard, «The biology of human overfeeding: a systematic review», *Obesity reviews*, 21, n.º 9 (2020), e13040.

Brennan, I. M., *et al.*, «Effects of the phases of the menstrual cycle on gastric emptying, glycemia, plasma GLP-1 and insulin, and energy intake in healthy lean women», *American Journal of Physiology-Gastrointestinal and Liver Physiology*, 297, n.° 3 (2009), pp. G602-G610.

Brun, J. F., *et al.*, «Interrelation of visceral fat and muscle mass in non-insulin-dependent diabetes (type II): practical implications», *Diabetes & Metabolism*, 23 (1997), pp. 16-34.

Campbell, A. P., y T. M. Rains, «Dietary protein is important in the practical management of prediabetes and type 2 diabetes», *J Nutr*, 145, n.° 1 (enero de 2015), pp. 164S-169S, <https://doi.org/10.3945/jn.114.194878>.

Camps, S. G., *et al.*, «Does the ingestion of a 24 hour low glycaemic index Asian mixed meal diet improve glycaemic response and promote fat oxidation? A controlled, randomized cross-over study», *Nutrition Journal*, 16 (2017), pp. 1-10.

Carter, P., *et al.*, «Fruit and vegetable intake and incidence of type 2 diabetes mellitus: systematic review and meta-analysis», *BMJ*, 341 (18 de agosto de 2010), p. c4229.

Cauza, E., *et al.*, «The relative benefits of endurance and strength training on the metabolic factors and muscle function of people with type 2 diabetes mellitus», *Archives of Physical Medicine and Rehabilitation*, 86, n.° 8 (2005), pp. 1527-1533.

Ceriello, A., *et al.*, «Glucose "peak" and glucose "spike": impact on endothelial function and oxidative stress», *Diabetes Research and Clinical Practice*, 82, n.° 2 (2008), pp. 262-267.

Ceriello, A., *et al.*, «Oscillating glucose is more deleterious to endothelial function and oxidative stress than mean glucose in normal and type 2 diabetic patients», *Diabetes*, 57, n.° 5 (2008), pp. 1349-1354.

Chandler-Laney, P. C., *et al.*, «Return of hunger following a relatively high carbohydrate breakfast is associated with earlier recorded glucose peak and nadir», *Appetite*, 80 (2014), pp. 236-241.

Chang, Kevin T., *et al.*, «Low glycemic load experimental diet more satiating than high glycemic load diet», *Nutrition and Cancer*, 64, n.° 5 (2012), pp. 666-673.

Charoensri, S., *et al.*, «Ketogenic Diet-Induced Diabetic Ketoacidosis in a Young Adult with Unrecognized Type 1 Diabetes», *Case Rep Endocrinol*, 2021 (8 de febrero de 2021), 6620832, <https://doi.org/10.1155/2021/662 0832>.

Chau, J. Y., *et al.*, «Daily sitting time and all-cause mortality: a meta-analysis», *PloS One*, 8, n.° 11 (2013), p. e80000.

Chen, Z., *et al.*, «Plant versus animal based diets and insulin resistance, prediabetes and type 2 diabetes: the Rotterdam Study», *European Journal of Epidemiology*, 33 (2018), pp. 883-893.

Choi, K. M., *et al.*, «Higher mortality in metabolically obese normal-weight people than in metabolically healthy obese subjects in elderly Koreans», *Clinical Endocrinology*, 79, n.° 3 (2013), pp. 364-370.

Choi, Y. J., S. M. Jeon y S. Shin, «Impact of a Ketogenic Diet on Metabolic Parameters in Patients with Obesity or Overweight and with or without Type 2 Diabetes: A Meta-Analysis of Randomized Controlled Trials», *Nutrients*, 12, n.º 7 (6 de julio de 2020), p. 2005, <https://doi.org/10.3390/nu12072005>.

Christensen, D. L., G. Van Hall y L. Hambraeus, «Food and macronutrient intake of male adolescent Kalenjin runners in Kenya», *Br J Nutr*, 88, n.º 6 (diciembre de 2002), pp. 711-717, <https://doi.org/10.1079/BJN2002728>.

Church, T. S., *et al.*, «Effects of aerobic and resistance training on hemoglobin A1c levels in patients with type 2 diabetes: a randomized controlled trial», *JAMA*, 304, n.º 20 (2010), pp. 2253-2262.

Churuangsuk, C., *et al.*, «Diets for weight management in adults with type 2 diabetes: an umbrella review of published meta-analyses and systematic review of trials of diets for diabetes remission», *Diabetologia*, 65, n.º 1 (enero de 2022), pp. 14-36, <https://doi.org/10.1007/s00125-021-05577-2>.

Clifton, P. M., y J. B. Keogh, «A systematic review of the effect of dietary saturated and polyunsaturated fat on heart disease», *Nutrition, Metabolism and Cardiovascular Diseases*, 27, n.º 12 (2017), pp. 1060-1080.

Clina, J. G., *et al.*, «High-and normal-protein diets improve body composition and glucose control in adults with type 2 diabetes: a randomized trial», *Obesity*, 31, n.º 8 (2023), pp. 2021-2030.

Colberg, S. R., *et al.*, «Exercise and type 2 diabetes: the American College of Sports Medicine and the American Diabetes Association: joint position statement», *Diabetes Care*, 33, n.º 12 (2010), pp. e147-e167.

Colditz, G. A., *et al.*, «Weight gain as a risk factor for clinical diabetes mellitus in women», *Annals of internal medicine*, 122, n.º 7 (1995), pp. 481-486.

Cremona, A., *et al.*, «Effect of exercise modality on markers of insulin sensitivity and blood glucose control in pregnancies complicated with gestational diabetes mellitus: a systematic review», *Obesity Science & Practice*, 4, n.° 5 (2018), pp. 455-467.

Darand, M., *et al.*, «The association between dietary insulin index and load with mental health», *BMC Psychology*, 10, n.° 1 (2022), p. 218.

Davis, C., *et al.*, «Definition of the Mediterranean Diet; a Literature Review», *Nutrients*, 7, n.° 11 (5 de noviembre de 2015), pp. 9139-9153, <https://doi.org/10.3390/nu7115459>.

Davison, K. M., y N. J. Temple, «Cereal fiber, fruit fiber, and type 2 diabetes: Explaining the paradox», *Journal of Diabetes and its Complications*, 32, n.° 2 (2018), pp. 240-245.

Dehghani Zahedani, Ashkan, *et al.*, «Improvement in glucose regulation using a digital tracker and continuous glucose monitoring in healthy adults and those with type 2 diabetes», *Diabetes Therapy*, 12, n.° 7 (2021), pp. 1871-1886.

Dempsey, P. C., *et al.*, «Prolonged uninterrupted sitting elevates postprandial hyperglycaemia proportional to degree of insulin resistance», *Diabetes Obes Metab*, 20 (2018), pp. 1526-1530.

Derosa, G., A. D'Angelo y P. Maffioli, «Change of some oxidative stress parameters after supplementation with whey protein isolate in patients with type 2 diabetes», *Nutrition*, 73 (2020), p.110700.

Diabetes Prevention Program Research Group, «Reduction in the incidence of type 2 diabetes with lifestyle intervention or metformin», *N Engl J Med*, 346, n.° 6 (7 de febrero de 2002), pp. 393-403, <https://doi.org/10.1056/NEJ-Moa012512>.

Diamond, M. P., D. C. Simonson y R. A. DeFronzo, «Menstrual cyclicity has a profound effect on glucose homeostasis», *Fertility and sterility*, 52, n.° 2 (1989), pp. 204-208.

Dong, J. Y., *et al.*, «Effects of high-protein diets on body weight, glycaemic control, blood lipids and blood pressure in type 2 diabetes: meta-analysis of randomised controlled trials», *Br J Nutr*, 110, n.° 5 (14 de septiembre de 2013), pp. 781-789, <https://doi.org/10.1017/S0007114513002055>.

Donga, E., *et al.*, «A single night of partial sleep deprivation induces insulin resistance in multiple metabolic pathways in healthy subjects», *The Journal of Clinical Endocrinology & Metabolism*, 95, n.° 6 (2010), pp. 2963-2968.

Dungan, K. M., «1,5-anhydroglucitol (GlycoMark™) as a marker of short-term glycemic control and glycemic excursions», *Expert Review of Molecular Diagnostics*, 8, n.° 1 (2008), pp. 9-19.

—, *et al.*, «1,5-anhydroglucitol and postprandial hyperglycemia as measured by continuous glucose monitoring system in moderately controlled patients with diabetes», *Diabetes Care*, 29, n.° 6 (2006), pp. 1214-1219.

Dutheil, F., *et al.*, «Different modalities of exercise to reduce visceral fat mass and cardiovascular risk in metabolic syndrome: the RESOLVE* randomized trial», *International Journal of Cardiology*, 168, n.° 4 (2013), pp. 3634-3642.

Dutta, P., *et al.*, «Tirzepatide: A Promising Drug for Type 2 Diabetes and Beyond», *Cureus*, 15, n.° 5 (1 de mayo de 2023), p. e38379.

Eaton, S. Boyd, «Physical inactivity, obesity, and type 2 diabetes: an evolutionary perspective», *Research Quarterly for Exercise and Sport*, 88, n.º 1 (2017), pp. 1-8.

Eckardt, K., A. Taube y J. Eckel, «Obesity-associated insulin resistance in skeletal muscle: role of lipid accumulation and physical inactivity», *Reviews in Endocrine and Metabolic Disorders*, 12 (2011), pp. 163-172.

Ehrhardt, N., y E. Al Zaghal, «Continuous glucose monitoring as a behavior modification tool», *Clinical Diabetes: A Publication of the American Diabetes Association*, 38, n.º 2 (2020), p. 126.

Eldib, A. H., *et al.*, «Magnitude of A1C improvement in relation to baseline A1C and amount of weight loss in response to intensive lifestyle intervention in real-world diabetes practice: 13 years of observation», *Journal of Diabetes*, 15, n.º 6 (2023), pp. 532-538.

Emanuelsson, F., «Impact of glucose level on micro-and macrovascular disease in the general population: a Mendelian randomization study», *Diabetes Care*, 43, n.º 4 (2020), pp. 894-902.

Erdmann, J., *et al.*, «Development of hyperinsulinemia and insulin resistance during the early stage of weight gain», *American Journal of Physiology-Endocrinology and Metabolism*, 294, n.º 3 (2008), pp. E568-E575.

Ericson U., *et al.*, «Food sources of fat may clarify the inconsistent role of dietary fat intake for incidence of type 2 diabetes», *Am J Clin Nutr*, 101, n.º 5 (mayo de 2015), pp. 1065-1080, <https://doi.org/10.3945/ajcn.114.103010>.

Eriksson, J., *et al.*, «Aerobic endurance exercise or circuit-type resistance training for individuals with impaired glucose tolerance?», *Hormone and Metabolic Research*, 30, n.° 1 (1998), pp. 37-41.

Escalante Pulido, J. M., y M. A. Salazar, «Changes in insulin sensitivity, secretion and glucose effectiveness during menstrual cycle», *Archives of Medical Research*, 30, n.° 1 (1999), pp. 19-22.

Estadella, D., *et al.*, «Lipotoxicity: effects of dietary saturated and transfatty acids», *Mediators of inflammation*, 2013 (2013), 137579.

Fabbrini, E., *et al.*, «Intrahepatic fat, not visceral fat, is linked with metabolic complications of obesity», *Proceedings of the National Academy of Sciences*, 106, n.° 36 (2009), pp. 15430-15435.

Faulenbach, M., *et al.*, «Effect of psychological stress on glucose control in patients with Type 2 diabetes», *Diabetic Medicine*, 29, n.° 1 (2012), pp. 128-131.

Ferrari, F., *et al.*, «Biochemical and molecular mechanisms of glucose uptake stimulated by physical exercise in insulin resistance state: role of inflammation», *Arquivos Brasileiros de Cardiologia*, 113 (2019), pp. 1139-1148.

Flint, A., *et al.*, «Glycemic and insulinemic responses as determinants of appetite in humans», *The American Journal of Clinical Nutrition*, 84, n.° 6 (2006), pp. 1365-1373.

Flockhart, M., *et al.*, «Excessive exercise training causes mitochondrial functional impairment and decreases glucose tolerance in healthy volunteers», *Cell Metabolism*, 33, n.° 5 (2021), pp. 957-970.

Flockhart, M., *et al.*, «Reduced glucose tolerance and insulin sensitivity after prolonged exercise in endurance athletes», *Acta Physiologica* (5 de abril de 2023), p. e13972.

Frampton, J., *et al.*, «The acute effect of fasted exercise on energy intake, energy expenditure, subjective hunger and gastrointestinal hormone release compared to fed exercise in healthy individuals: a systematic review and network meta-analysis», *Int J Obes*, 46 (2022), pp. 255-268, <https://doi.org/10.1038/s41366-021-00993-1>.

Freckmann, G., *et al.*, «Continuous glucose profiles in healthy subjects under everyday life conditions and after different meals», *Journal of Diabetes Science and Technology*, 1, n.° 5 (2007), pp. 695-703.

Freitas, D., *et al.*, «Lemon juice, but not tea, reduces the glycemic response to bread in healthy volunteers: a randomized crossover trial», *European Journal of Nutrition*, 60 (2021), pp. 113-122.

Fuchs, C. J., *et al.*, «Sucrose ingestion after exhaustive exercise accelerates liver, but not muscle glycogen repletion compared with glucose ingestion in trained athletes», *Journal of Applied Physiology*, 120, n.° 11 (1 de junio de 2016), pp. 1328-1334, <https://doi.org/10.1152/japplphysiol.01023.2015>.

Gabel K., *et al.*, «Differential Effects of Alternate-Day Fasting Versus Daily Calorie Restriction on Insulin Resistance», *Obesity (Silver Spring)*, 27, n.° 9 (septiembre de 2019), pp. 1443-1450, <https://doi.org/10.1002/oby.22564>.

Gaesser, G. A., J. Miller Jones y S. S. Angadi, «Perspective: does glycemic index matter for weight loss and obesity prevention? Examination of the evidence on "fast" compared with "slow" carbs», *Advances in Nutrition*, 12, n.° 6 (2021), pp. 2076-2084.

Gale, J. T., *et al.*, «Breaking Up Evening Sitting with Resistance Activity Improves Postprandial Glycemic Response: A Randomized Crossover Study», *Medicine and Science in Sports and Exercise*, 55, n.º 8 (2023), p. 1471.

Gardner, C. D., *et al.*, «Effect of a ketogenic diet versus Mediterranean diet on glycated hemoglobin in individuals with prediabetes and type 2 diabetes mellitus: The interventional Keto-Med randomized crossover trial», *Am J Clin Nutr*, 116, n.º 3 (2 de septiembre de 2022), pp. 640-652, <https://doi.org/10.1093/ajcn/nqac154>.

Gaster, B., y I. B. Hirsch, «The effects of improved glycemic control on complications in type 2 diabetes», *Archives of Internal Medicine*, 158, n.º 2 (1998), pp. 134-140.

Gavin III, J. R., *et al.*, «Report of the expert committee on the diagnosis and classification of diabetes mellitus», *Diabetes Care*, 20, n.º 7 (1997), p. 1183.

Gibney, M. J., «Ultra-processed foods in public health nutrition: the unanswered questions», *Public Health Nutr*, 26, n.º 7 (julio de 2023), pp. 1380-1383, <https://doi.org/10.1017/S1368980022002105>.

Gill, J. M., S. L. Herd y A. E. Hardman, «Moderate exercise and post-prandial metabolism: issues of dose-response», *Journal of Sports Sciences*, 20, n.º 12 (2002), pp. 961-967.

Goldenberg, J. Z., *et al.*, «Efficacy and safety of low and very low carbohydrate diets for type 2 diabetes remission: systematic review and meta-analysis of published and unpublished randomized trial data», *BMJ*, 372 (13 de enero de 2021), m4743, <https://doi.org/10.1136/bmj.m4743>.

Gordon, J. W., *et al.*, «Targeting skeletal muscle mitochondria to prevent type 2 diabetes in youth», *Biochemistry and Cell Biology*, 93, n.º 5 (2015), pp. 452-465.

Gorodeski Baskin, R., y D. Alfakara, «Root Cause for Metabolic Syndrome and Type 2 Diabetes: Can Lifestyle and Nutrition Be the Answer for Remission», *Endocrinol Metab Clin North Am*, 52, n.º 1 (marzo de 2023), pp. 13-25, <https://doi.org/10.1016/j.ecl.2022.10.007>.

Gow, M. L., *et al.*, «Reversal of type 2 diabetes in youth who adhere to a very-low-energy diet: a pilot study», *Diabetologia*, 60 (2017), pp. 406-415.

Gravesteijn, E., R. P. Mensink y J. Plat, «The effects of long-term almond consumption on whole-body insulin sensitivity, postprandial glucose responses, and 48 h continuous glucose concentrations in males and females with prediabetes: a randomized controlled trial», *European Journal of Nutrition*, 62, n.º 6 (septiembre de 2023), pp. 2661-2672.

Guasch-Ferré, M., *et al.*, «Dietary Polyphenols, Mediterranean Diet, Prediabetes, and Type 2 Diabetes: A Narrative Review of the Evidence», *Oxid Med Cell Longev*, 2017 (2017), 6723931, <https://doi.org/10.1155/2017/6723931>.

Gulati, S., *et al.*, «Premeal almond load decreases postprandial glycaemia, adiposity and reversed prediabetes to normoglycemia: A randomized controlled trial», *Clinical Nutrition ESPEN*, 54 (2023), pp. 12-22.

Haines, M. S., *et al.*, «Association between muscle mass and diabetes prevalence independent of body fat distribution in adults under 50 years old», *Nutrition & Diabetes*, 12, n.º 1 (2022), p. 29.

Hall, H., *et al.*, «Glucotypes reveal new patterns of glucose dysregulation», *PLoS Biol*, 16, n.º 7 (2018), e2005143, <https://doi.org/10.1371/journal.pbio.2005143>.

Hall, K. D., «A review of the carbohydrate-insulin model of obesity», *European Journal of Clinical Nutrition*, 71, n.º 3 (2017), pp. 323-326.

—, S. J. Guyenet y R. L. Leibel, «The carbohydrate-insulin model of obesity is difficult to reconcile with current evidence», *JAMA Internal Medicine*, 178, n.º 8 (2018), pp. 1103-1105.

—, *et al.*, «Calorie for calorie, dietary fat restriction results in more body fat loss than carbohydrate restriction in people with obesity», *Cell Metabolism*, 22, n.º 3 (2015), pp. 427-436.

—, *et al.*, «Effect of a plant-based, low-fat diet versus an animal-based, ketogenic diet on ad libitum energy intake», *Nature Medicine*, 27, n.º 2 (2021), pp. 344-353.

Haller, H. J. D. M., «Postprandial glucose and vascular disease», *Diabetic Medicine*, 14, supl. 3 (1997), pp. S50-S56.

Hamilton, Marc T., *et al.*, «A potent physiological method to magnify and sustain soleus oxidative metabolism improves glucose and lipid regulation», *Iscience*, 25, n.º 9 (2022), 104869.

Hanssen, N. M. J., *et al.*, «Postprandial Glucose Spikes, an Important Contributor to Cardiovascular Disease in Diabetes?», *Front Cardiovasc Med*, 7 (18 de septiembre de 2020), 570553, <https://doi.org/10.3389/fcvm.2020.570553>.

Hengist, A., *et al.*, «Restricting sugar or carbohydrate intake does not impact physical activity level or energy intake over 24 h despite changes in substrate use: a randomised crossover study in healthy men and women», *European Journal of Nutrition*, 62, n.º 2 (2022), pp. 921-940.

Hengist, A. *et al.*, «Imprecision nutrition? Duplicate meals result in unreliable individual glycemic responses measured by continuous glucose monitors across three dietary patterns in adults without diabetes», *medRxiv* (15 de junio de 2023), <https://doi.org/10.1101/2023.06.14.23291406>.

Henry, C. J., *et al.*, «A low glycaemic index diet incorporating isomaltulose is associated with lower glycaemic response and variability, and promotes fat oxidation in Asians», *Nutrients*, 9, n.º 5 (2017), p. 473.

Henson J., *et al.*, «Sedentary Time and MRI-Derived Measures of Adiposity in Active Versus Inactive Individuals», *Obesity (Silver Spring)*, 26, n.º 1 (enero de 2018), pp. 29-36, <https://doi.org/10.1002/oby.22034. PMID: 2926 5769>.

Higgins, J. A., «Whole grains, legumes, and the subsequent meal effect: implications for blood glucose control and the role of fermentation», *Journal of Nutrition and Metabolism*, 2012 (2012), 829238.

Hirakawa, Y., *et al.*, «Impact of visit-to-visit glycemic variability on the risks of macrovascular and microvascular events and all-cause mortality in type 2 diabetes: the ADVANCE trial», *Diabetes Care*, 37, n.º 8 (2014), pp. 2359-2365.

Hofeldt, Fred D., «Reactive hypoglycemia», *Endocrinology and Metabolism Clinics of North America*, 18, n.º 1 (1989), pp. 185-201.

Hoffmann Sarda, F. A., y E. B. Giuntini, «Carbohydrates for glycemic control: functional and microbiome aspects», *Curr Opin Clin Nutr Metab Care*, 26, n.º 4 (1 de julio de

2023), pp. 341-346, <https://doi.org/10.1097/MCO.000
0000000000935>.

Holt, S. H., J. C. Miller y P. Petocz, «An insulin index of
foods: the insulin demand generated by 1000-kJ portions
of common foods», *The American Journal of Clinical Nutrition*, 66, n.º 5 (1997), pp. 1264-1276.

Howard, R., J. Guo y K. D. Hall, «Imprecision nutrition? Different simultaneous continuous glucose monitors provide
discordant meal rankings for incremental postprandial glucose in subjects without diabetes», *The American Journal of
Clinical Nutrition*, 112, n.º 4 (2020), pp. 1114-1119.

Hu, S., *et al.*, «An analysis of glucose effectiveness in subjects with or without type 2 diabetes via hierarchical mo-
deling», *Frontiers in Endocrinology*, 12 (2021), 641713.

Hu, S., *et al.*, «The carbohydrate-insulin model does not ex-
plain the impact of varying dietary macronutrients on the
body weight and adiposity of mice», *Molecular Metabolism*, 32 (2020), pp. 27-43.

Huang, Y., *et al.*, «Dietary sugar consumption and health:
umbrella review», *BMJ*, 381 (5 de abril de 2023).

Hwang, C. L., *et al.*, «Effect of all-extremity high-intensity
interval training vs. moderate-intensity continuous training on aerobic fitness in middle-aged and older adults
with type 2 diabetes: A randomized controlled trial», *Experimental Gerontology*, 116 (2019), pp. 46-53.

Iellamo, F., *et al.*, «Effect of High-Intensity interval training
versus moderate continuous training on 24-h blood pressure profile and insulin resistance in patients with chronic
heart failure», *Internal and Emergency Medicine*, 9 (2014),
pp. 547-552.

Ikeda, N., y Y. Hiroi, «Cardiovascular disease and 1, 5-anhydro-d-glucitol», *Global Health & Medicine*, 1, n.º 2 (2019), pp. 83-87.

Institute of Medicine, *Dietary Reference Intakes for Energy, Carbohydrate, Fiber, Fat, Fatty Acids, Cholesterol, Protein, and Amino Acids*, Washington, The National Academies Press, 2005, <https://doi.org/10.17226/10490>.

Jaklevic, M. C., «Start-ups tout continuous glucose monitoring for people without diabetes», *JAMA*, 325, n.º 21 (2021), pp. 2140-2142.

Jansson, A. K., *et al.*, «Effect of resistance training on HbA1c in adults with type 2 diabetes mellitus and the moderating effect of changes in muscular strength: a systematic review and meta-analysis», *BMJ Open Diabetes Research and Care*, 10, n.º 2 (2022), p. e002595.

Jardine, M. A., *et al.*, «Perspective: plant-based eating pattern for type 2 diabetes prevention and treatment: efficacy, mechanisms, and practical considerations», *Advances in Nutrition*, 12, n.º 6 (2021), pp. 2045-2055.

Jayedi, Ahmad, *et al.*, «Effect of calorie restriction in comparison to usual diet or usual care on remission of type 2 diabetes: a systematic review and meta-analysis of randomized controlled trials», *The American Journal of Clinical Nutrition*, 117, n.º 5 (2023), pp. 870-882, <https://doi.org/10.1016/j.ajcnut.2023.03.018>.

Jenkins, D. J., *et al.*, «Effect of legumes as part of a low glycemic index diet on glycemic control and cardiovascular risk factors in type 2 diabetes mellitus: a randomized controlled trial», *Archives of Internal Medicine*, 172, n.º 21 (2012), pp. 1653-1660.

Johnston, C. S., *et al.*, «Examination of the antiglycemic properties of vinegar in healthy adults», *Annals of Nutrition and Metabolism*, 56, n.° 1 (2010), pp. 74-79.

Joseph, J. J., y S. H. Golden, «Cortisol dysregulation: the bidirectional link between stress, depression, and type 2 diabetes mellitus», *Annals of the New York Academy of Sciences*, 1391, n.° 1 (2017), pp. 20-34.

Juanola-Falgarona, M., *et al.*, «Effect of the glycemic index of the diet on weight loss, modulation of satiety, inflammation, and other metabolic risk factors: a randomized controlled trial», *The American Journal of Clinical Nutrition*, 100, n.° 1 (2014), pp. 27-35.

Juvenile Diabetes Research Foundation Continuous Glucose Monitoring Study Group *et al.*, «Variation of interstitial glucose measurements assessed by continuous glucose monitors in healthy, nondiabetic individuals», *Diabetes Care*, 33, n.° 6 (2010), pp. 1297-1299.

Kanda, H., *et al.*, «Higher body mass index is a predictor of death among professional sumo wrestlers», *Journal of Sports Science and Medicine*, 8, n.° 4 (2009), pp. 711-712.

Keshet, A., *et al.*, «CGMap: Characterizing continuous glucose monitor data in thousands of non-diabetic individuals», *Cell Metabolism*, 35, n.° 5 (2023), pp. 758-769.

Khan, T. A., y J. L. Sievenpiper, «Controversies about sugars: results from systematic reviews and meta-analyses on obesity, cardiometabolic disease and diabetes», *European Journal of Nutrition*, 55, supl. 2 (2016), pp. 25-43.

Kharmats, A. Y., *et al.*, «A randomized clinical trial comparing low-fat with precision nutrition-based diets for weight loss: impact on glycemic variability and HbA1c», *The*

American Journal of Clinical Nutrition, 118, n.º 2 (agosto de 2023), pp. 443-451.

Khezri, S. S., *et al.*, «Beneficial effects of Apple Cider Vinegar on weight management, Visceral Adiposity Index and lipid profile in overweight or obese subjects receiving restricted calorie diet: A randomized clinical trial», *Journal of Functional Foods*, 43 (2018), pp. 95-102.

Kiefer, L. S., *et al.*, «Distribution patterns of intramyocellular and extramyocellular fat by magnetic resonance imaging in subjects with diabetes, prediabetes and normoglycaemic controls», *Diabetes, Obesity and Metabolism*, 23, n.º 8 (2021), pp. 1868-1878.

Kim, Y., J. B. Keogh y P. M. Clifton, «Benefits of Nut Consumption on Insulin Resistance and Cardiovascular Risk Factors: Multiple Potential Mechanisms of Actions», *Nutrients*, 9, n.º 11 (22 de noviembre de 2017), p. 1271, <https://doi.org/10.3390/nu9111271>.

Kira, S., *et al.*, «Association between a biomarker of glucose spikes, 1, 5-anhydroglucitol, and cancer mortality», *BMJ Open Diabetes Research and Care*, 8, n.º 1 (2020), p. e001607.

Kirk E., *et al.*, «Dietary fat and carbohydrates differentially alter insulin sensitivity during caloric restriction», *Gastroenterology*, 136, n.º 5 (mayo de 2009), pp. 1552-1560, <https://doi.org/10.1053/j.gastro.2009.01.048>.

Klein, K. R., *et al.*, «Carbohydrate intake prior to oral glucose tolerance testing», *Journal of the Endocrine Society*, 5, n.º 5 (2021), bvab049.

Knowler, W. C., *et al.*, «Reduction in the incidence of type 2 diabetes with lifestyle intervention or metformin», *N Engl J Med*, 346, n.º 6 (2002), pp. 393-403.

Koopman, R., *et al.*, «A single session of resistance exercise enhances insulin sensitivity for at least 24 h in healthy men», *European Journal of Applied Physiology*, 94 (2005), pp. 180-187.

Kouvari, M., *et al.*, «Diabetes mellitus associated with processed and unprocessed red meat: an overview», *International Journal of Food Sciences and Nutrition*, 67, n.° 7 (2016), pp. 735-743.

Kowalski, G. M., *et al.*, «The effect of ingested glucose dose on the suppression of endogenous glucose production in humans», *Diabetes*, 66, n.° 9 (2017), pp. 2400-2406.

Krssak, M. F. P. K., *et al.*, «Intramyocellular lipid concentrations are correlated with insulin sensitivity in humans: a 1H NMR spectroscopy study», *Diabetologia*, 42 (1999), pp. 113-116.

Kwak, S. H., y K. S. Park, «Recent progress in genetic and epigenetic research on type 2 diabetes», *Experimental & Molecular Medicine*, 48, n.° 3 (2016), p. e220.

Langenberg, C., *et al.*, «Gene-lifestyle interaction and type 2 diabetes: the EPIC interact case-cohort study», *PLoS Medicine*, 11, n.° 5 (2014), p. e1001647.

Laughlin, M. R., «Normal roles for dietary fructose in carbohydrate metabolism», *Nutrients*, 6, n.° 8 (2014), pp. 3117-3129.

Lean, M. E., *et al.*, «Primary care-led weight management for remission of type 2 diabetes (DiRECT): an open-label, cluster-randomised trial», *The Lancet*, 391, n.° 10120 (2018), pp. 541-551.

Lee, I. M., *et al.*, «Association of step volume and intensity with all-cause mortality in older women», *JAMA Internal Medicine*, 179, n.° 8 (2019), pp. 1105-1112.

Lee, K., «Metabolically obese but normal weight (MONW) and metabolically healthy but obese (MHO) phenotypes in Koreans: characteristics and health behaviors», *Asia Pacific Journal of Clinical Nutrition*, 18, n.° 2 (2009), pp. 280-284.

Lee, S. H., *et al.*, «Insulin resistance: from mechanisms to therapeutic strategies», *Diabetes & Metabolism Journal*, 46, n.° 1 (2022), pp. 15-37.

Lescinsky, H., *et al.* «Health effects associated with consumption of unprocessed red meat: a Burden of Proof study», *Nature Medicine*, 28, n.° 10 (2022), pp. 2075-2082.

Levitan, E. B., *et al.*, «Is nondiabetic hyperglycemia a risk factor for cardiovascular disease?: a meta-analysis of prospective studies», *Archives of Internal Medicine*, 164, n.° 19 (2004), pp. 2147-2155.

Li, Z., *et al.*, «Twenty Minute Moderate-Intensity Post-Dinner Exercise Reduces the Postprandial Glucose Response in Chinese Patients with Type 2 Diabetes», *Med Sci Monit*, 24 (8 de octubre de 2018), pp. 7170-7177, <https://doi.org/10.12659/MSM.910827>.

Lichtash, C., *et al.*, «Therapeutic use of intermittent fasting and ketogenic diet as an alternative treatment for type 2 diabetes in a normal weight woman: a 14-month case study», *BMJ Case Rep*, 13, n.° 7 (7 de julio de 2020), p. e234223, <https://doi.org/10.1136/bcr-2019-234223>.

Lim, E. L., *et al.*, «Reversal of type 2 diabetes: normalisation of beta cell function in association with decreased pancreas and liver triacylglycerol», *Diabetologia*, 54, n.° 10 (2011), pp. 2506-2514.

Lindeberg, S., *et al.*, «Large differences in serum leptin levels between nonwesternized and westernized populations:

the Kitava study», *Journal of Internal Medicine*, 249, n.º 6 (2001), pp. 553-558, <https://doi.org/10.1046/j.1365-2796.2001.00845.x>.

Little, J. P., *et al.*, «Effects of high-intensity interval exercise versus continuous moderate-intensity exercise on postprandial glycemic control assessed by continuous glucose monitoring in obese adults», *Applied Physiology, Nutrition, and Metabolism*, 39, n.º 7 (2014), pp. 835-841.

Liu, A. G., *et al.*, «Reducing the glycemic index or carbohydrate content of mixed meals reduces postprandial glycemia and insulinemia over the entire day but does not affect satiety», *Diabetes Care*, 35, n.º 8 (2012), pp. 1633-1637.

Liu, Y., *et al.*, «Dose-response association between the daily step count and all-cause mortality: A systematic review and meta-analysis», *Journal of Sports Sciences*, 40, n.º 15 (2022), pp. 1678-1687.

Livesey, G., *et al.*, «Glycemic response and health—a systematic review and meta-analysis: relations between dietary glycemic properties and health outcomes», *The American Journal of Clinical Nutrition*, 87, n.º 1 (2008), pp. 258S-268S.

Ludwig, D. S., *et al.*, «The carbohydrate-insulin model: a physiological perspective on the obesity pandemic», *The American Journal of Clinical Nutrition*, 114, n.º 6 (2021), pp. 1873-1885.

Luger, M., *et al.*, «Feasibility and efficacy of an isocaloric high-protein vs. standard diet on insulin requirement, body weight and metabolic parameters in patients with type 2 diabetes on insulin therapy», *Exp Clin Endocrinol Diabetes*, 121, n.º 5 (mayo de 2013), pp. 286-294, <https://doi.org/10.1055/s-0033-1341472>.

Lyons, C. L., E. B. Kennedy y H. M. Roche, «Metabolic Inflammation-Differential Modulation by Dietary Constituents», *Nutrients*, 8, n.° 5 (27 de abril de 2016), p. 247, <https://doi.org/10.3390/nu8050247>.

Magkos, F., M. F. Hjorth y A. Astrup, «Diet and exercise in the prevention and treatment of type 2 diabetes mellitus», *Nat Rev Endocrinol*, 16 (2020), pp. 545-555, <https://doi.org/10.1038/s41574-020-0381-5>.

Maillard, F., B. Pereira y N. Boisseau, «Effect of high-intensity interval training on total, abdominal and visceral fat mass: a meta-analysis», *Sports Medicine*, 48 (2018), pp. 269-288.

Mann, J. P., y D. B. Savage, «What lipodystrophies teach us about the metabolic syndrome», *The Journal of Clinical Investigation*, 129, n.° 10 (2019), pp. 4009-4021.

Margolis, L. M., y S. M. Pasiakos, «Low carbohydrate availability impairs hypertrophy and anaerobic performance», *Curr Opin Clin Nutr Metab Care*, 26, n.° 4 (1 de julio de 2023), pp. 347-352, <https://doi.org/10.1097/MCO.0000000000000934>.

Marlowe, F. W., *et al.*, «Honey, Hadza, hunter-gatherers, and human evolution», *Journal of Human Evolution*, 71 (2014), pp. 119-128.

Màrmol, J. M., *et al.*, «Insulin resistance in patients with cancer: a systematic review and meta-analysis», *Acta Oncologica*, 62, n.° 4 (2023), pp. 364-371.

Marqués, A. M., *et al.*, «Effects of the amount and type of carbohydrates used in type 2 diabetes diets in animal models: A systematic review», *PloS One*, 15, n.° 6 (2020), p. e0233364.

Martín-Peláez, S., M. Fito y O. Castañer, «Mediterranean Diet Effects on Type 2 Diabetes Prevention, Disease Progression, and Related Mechanisms. A Review», *Nutrients*, 12, n.º 8 (27 de julio de 2020), p. 2236, <https://doi.org/10.3390/nu12082236>.

Martín-Timón, I., *et al.*, «Type 2 diabetes and cardiovascular disease: have all risk factors the same strength?», *World Journal of Diabetes*, 5, n.º 4 (2014), p. 444.

Mather, H. M., y H. Keen, «The Southall Diabetes Survey: prevalence of known diabetes in Asians and Europeans», *Br Med J (Clin Res Ed)*, 291, n.º 6502 (1985), pp. 1081-1084.

Matsumoto, K., *et al.*, «Glucose tolerance, insulin secretion, and insulin sensitivity in nonobese and obese Japanese subjects», *Diabetes Care*, 20, n.º 10 (1997), pp. 1562-1568.

McLaughlin, T., *et al.*, «Is there a simple way to identify insulin-resistant individuals at increased risk of cardiovascular disease?», *The American Journal of Cardiology*, 96, n.º 3 (2005), pp. 399-404.

McMacken, M., y S. Shah, «A plant-based diet for the prevention and treatment of type 2 diabetes», *Journal of Geriatric Cardiology: JGC*, 14, n.º 5 (2017), p. 342.

Meehan, C. A., *et al.*, «Mild Caloric Restriction Decreases Insulin Requirements in Patients With Type 2 Diabetes and Severe Insulin Resistance», *Medicine (Baltimore)*, 94, n.º 30 (julio de 2015), p. 1160, <https://doi.org/10.1097/MD.0000000000001160>.

Merimee, T. J., D. L. Rimoin y L. L. Cavalli-Sforza, «Metabolic studies in the African pygmy», *The Journal of Clinical Investigation*, 51, n.º 2 (1972), pp. 395-401.

Merz, K. E., y D. C. Thurmond, «Role of skeletal muscle in insulin resistance and glucose uptake», *Comprehensive Physiology*, 10, n.º 3 (2011), pp. 785-809.

Messina, M. J., *et al.*, «Ultra-processed foods: a concept in need of revision to avoid targeting healthful and sustainable plant-based foods», *Br J Nutr*, 130, n.º 8 (28 de octubre de 2023), pp. 1471-1472, <https://doi.org/10.1017/S0007114523000430>.

Micha, R., *et al.*, «Red and processed meat consumption and risk of incident coronary heart disease, stroke, and diabetes mellitus: a systematic review and meta-analysis», *Circulation*, 121, n.º 21 (2010), pp. 2271-2283.

Minehira, K., *et al.*, «Effect of carbohydrate overfeeding on whole body and adipose tissue metabolism in humans», *Obesity Research*, 11, n.º 9 (2003), pp. 1096-1103.

Mistry, S., y D. C. Eschler, «Euglycemic Diabetic Ketoacidosis Caused by SGLT2 Inhibitors and a Ketogenic Diet: A Case Series and Review of Literature», *AACE Clin Case Rep*, 7, n.º 1 (28 de diciembre de 2020), pp. 17-19, <https://doi.org/10.1016/j.aace.2020.11.009>.

Mittendorfer, B., *et al.*, «Relationship between body fat mass and free fatty acid kinetics in men and women», *Obesity*, 17, n.º 10 (2009), pp. 1872-1877.

Moberg, E., *et al.*, «Acute mental stress impairs insulin sensitivity in IDDM patients», *Diabetologia*, 1994, 37, pp. 247-251.

Moreno-Cabañas, A., *et al.*, «Substitution of parts of aerobic training by resistance training lowers fasting hyperglycemia in individuals with metabolic syndrome», *Applied Physiology, Nutrition, and Metabolism*, 46, n.º 1 (2021), pp. 69-76.

Morrison, D. J., y T. Preston, «Formation of short chain fatty acids by the gut microbiota and their impact on human metabolism», *Gut Microbes*, 7, n.º 3 (3 de mayo de 2016), pp. 189-200, <https://doi.org/10.1080/19490976.2015.11 34082>.

Mortensen, S. P., *et al.*, «The effect of two exercise modalities on skeletal muscle capillary ultrastructure in individuals with type 2 diabetes», *Scandinavian Journal of Medicine & Science in Sports*, 29, n.º 3 (2019), pp. 360-368.

Mthembu, S. X. H., *et al.*, «Impact of physical exercise and caloric restriction in patients with type 2 diabetes: Skeletal muscle insulin resistance and mitochondrial dysfunction as ideal therapeutic targets», *Life Sci*, 297 (15 de mayo de 2022), p. 120467, <https://doi.org/10.1016/j.lfs.2022.120467>.

Muscogiuri, G., *et al.*, «Nutritional guidelines for the management of insulin resistance», *Crit Rev Food Sci Nutr*, 62, n.º 25 (2022), pp. 6947-6960, <https://doi.org/10.1080/1 0408398.2021.1908223>.

Nedeltcheva, A. V., *et al.*, «Exposure to recurrent sleep restriction in the setting of high caloric intake and physical inactivity results in increased insulin resistance and reduced glucose tolerance», *The Journal of Clinical Endocrinology & Metabolism*, 94, n.º 9 (2009), pp. 3242-3250.

Nery, C., *et al.*, «Effectiveness of resistance exercise compared to aerobic exercise without insulin therapy in patients with type 2 diabetes mellitus: a meta-analysis», *Brazilian Journal of Physical Therapy*, 21, n.º 6 (2017), pp. 400-415.

Nesti, L., A. Mengozzi y D. Tricò, «Impact of nutrient type and sequence on glucose tolerance: physiological insights and therapeutic implications», *Frontiers in Endocrinology*, 10 (2019), p. 144.

Neu, A., *et al.*, «Higher glucose concentrations following protein-and fat-rich meals-the Tuebingen Grill Study: a pilot study in adolescents with type 1 diabetes», *Pediatric Diabetes*, 16, n.° 8 (2015), pp. 587-591.

Nichols, G. A., T. A. Hillier y J. B. Brown, «Normal fasting plasma glucose and risk of type 2 diabetes diagnosis», *The American Journal of Medicine*, 121, n.° 6 (2008), pp. 519-524.

Nishino, K., *et al.*, «Consuming carbohydrates after meat or vegetables lowers postprandial excursions of glucose and insulin in nondiabetic subjects», *Journal of Nutritional Science and Vitaminology*, 64, n.° 5 (2018), pp. 316-320.

Nishizawa, T., *et al.*, «Some factors related to obesity in the Japanese sumo wrestler», *The American Journal of Clinical Nutrition*, 29, n.° 10 (1976), pp. 1167-1174.

Node, K., y T. Inoue, «Postprandial hyperglycemia as an etiological factor in vascular failure», *Cardiovascular Diabetology*, 8, n.° 1 (2009), pp. 1-10.

Nowotny, Á., *et al.*, «Effects of acute psychological stress on glucose metabolism and subclinical inflammation in patients with post-traumatic stress disorder», *Hormone and Metabolic Research*, 42, n.° 10 (2010), pp. 746-753.

Nuttall, F. Q., y M. C. Gannon, «Dietary protein and the blood glucose concentration», *Diabetes*, 62, n.° 5 (mayo de 2013), pp. 1371-1372, <https://doi.org/10.2337/db12-1829>.

O'Keefe, J. H., N. M. Gheewala y J. O. O'Keefe, «Dietary strategies for improving post-prandial glucose, lipids, inflammation, and cardiovascular health», *Journal of the American College of Cardiology*, 51, n.º 3 (2008), pp. 249-255.

Ogilvie, A. R., *et al.*, «Higher protein intake during caloric restriction improves diet quality and attenuates loss of lean body mass», *Obesity (Silver Spring)*, 30 (2022), pp. 1411-1419, <https://doi.org/10.1002/oby.23428>.

Ogiso, K., *et al.*, «Repeated glucose spikes and insulin resistance synergistically deteriorate endothelial function and bardoxolone methyl ameliorates endothelial dysfunction», *PLoS One*, 17, n.º 1 (2022), 0263080.

Oliveira, B. F., *et al.*, «Impact of a Low-Carbohydrate Compared with Low-Fat Breakfast on Blood Glucose Control in Type 2 Diabetes: A Randomized Trial», *The American Journal of Clinical Nutrition*, 118, n.º 1 (julio de 2023), pp. 209-217.

Olver, T. D., y M. H. Laughlin, «Endurance, interval sprint, and resistance exercise training: impact on microvascular dysfunction in type 2 diabetes», *American Journal of Physiology-Heart and Circulatory Physiology*, 310, n.º 3 (2016), pp. H337-H350.

Onywera, V. O., *et al.*, «Food and macronutrient intake of elite Kenyan distance runners», *Int J Sport Nutr Exerc Metab*, 14, n.º 6 (diciembre de 2004), pp. 709-719, <https://doi.org/10.1123/ijsnem.14.6.709>.

Östman, E., *et al.*, «Vinegar supplementation lowers glucose and insulin responses and increases satiety after a bread meal in healthy subjects», *European Journal of Clinical Nutrition*, 59, n.º 9 (2005), pp. 983-988.

Owolabi, F. A., *et al.*, «Hyperglycaemic Emergencies are Associated with Increased Pro-inflammatory Cytokine (Interleukin-6) and Cortisol», *West African Journal of Medicine*, 38, n.º 10 (2021), pp. 936-943.

Pal, S., y V. Ellis, «The acute effects of four protein meals on insulin, glucose, appetite and energy intake in lean men», *British Journal of Nutrition*, 104, n.º 8 (2010), pp. 1241-1248.

Pan, X. R., *et al.*, «Effects of diet and exercise in preventing NIDDM in people with impaired glucose tolerance. The Da Qing IGT and Diabetes Study», *Diabetes Care*, 20, n.º 4 (1997), pp. 537-544.

Paquin, J., *et al.*, «Exercising for insulin sensitivity-is there a mechanistic relationship with quantitative changes in skeletal muscle mass?», *Frontiers in Physiology*, 12 (2021), p. 635.

Park, C., F. Pagnini y E. Langer, «Glucose metabolism responds to perceived sugar intake more than actual sugar intake», *Scientific Reports*, 10, n.º 1 (2020), p. 15633.

Parker, K. M., *et al.*, «Relationship between Sitting Time and Insulin Resistance in 6931 US Adults: The Mediating Role of Abdominal Adiposity», *Journal of Diabetes Research*, 2023 (2023), 5015572.

Paterson, M., *et al.*, «The role of dietary protein and fat in glycaemic control in type 1 diabetes: implications for intensive diabetes management», *Current Diabetes Reports*, 15 (2015), pp. 1-9.

Perreault, L., *et al.*, «Intracellular localization of diacylglycerols and sphingolipids influences insulin sensitivity and mitochondrial function in human skeletal muscle», *JCI Insight*, 3, n.º 3 (2018), 96805.

Peters, H. P., *et al.*, «Effect of carbohydrate digestibility on appetite and its relationship to postprandial blood glucose and insulin levels», *European Journal of Clinical Nutrition*, 65, n.º 1 (2011), pp. 47-54.

Pham, Nhan H. T., *et al.*, «Short-chain fatty acids and insulin sensitivity: a systematic review and meta-analysis», *Nutrition Reviews* (8 de junio de 2023), nuad042, <https://doi.org/10.1093/nutrit/nuad042>.

Pontzer, H., *et al.*, «Constrained Total Energy Expenditure and Metabolic Adaptation to Physical Activity in Adult Humans», *Current Biology*, 26 (2016), pp. 410-417, <https://doi.org/10.1016/j.cub.2015.12.046>.

Pontzer, H., *et al.*, «Daily energy expenditure through the human life course», *Science*, 373, n.º 6556 (2021), pp. 808-812, <https://doi. org/10.1126/science.abe5017>.

Popa, M. L., *et al.*, «Acanthosis nigricans: To be or not to be afraid», *Oncology Letters*, 17, n.º 5 (2019), pp. 4133-4138.

Popp, C. J., *et al.*, «Effect of a Personalized Diet to Reduce Postprandial Glycemic Response vs a Low-fat Diet on Weight Loss in Adults With Abnormal Glucose Metabolism and Obesity: A Randomized Clinical Trial», *JAMA Network Open*, 5, n.º 9 (2022), 2233760.

Prasad, C., *et al.*, «Advanced glycation end products and risks for chronic diseases: intervening through lifestyle modification», *American Journal of Lifestyle Medicine*, 13, n.º 4 (2019), pp. 384-404.

Prasad, R. B., y L. Groop, «Genetics of type 2 diabetes—pitfalls and possibilities», *Genes*, 6, n.º 1 (2015), pp. 87-123.

Qatanani, M., y M. A. Lazar, «Mechanisms of obesity-associated insulin resistance: many choices on the menu», *Genes & Development*, 21, n.º 12 (2007), pp. 1443-1455.

Raatz, S. K., *et al.*, «Reduced glycemic index and glycemic load diets do not increase the effects of energy restriction on weight loss and insulin sensitivity in obese men and women», *The Journal of Nutrition*, 135, n.º 10 (2005), pp. 2387-2391.

Ramachandran, A., *et al.*, «The Indian Diabetes Prevention Programme shows that lifestyle modification and metformin prevent type 2 diabetes in Asian Indian subjects with impaired glucose tolerance (IDPP-1)», *Diabetologia*, 49, n.º 2 (2006), pp. 289-297.

Rebello, C. J., *et al.*, «Effect of exercise training on insulin-stimulated glucose disposal: a systematic review and meta-analysis of randomized controlled trials», *International Journal of Obesity*, 47, n.º 5 (2023), pp. 348-357.

Rebello, C. J., *et al.*, «Low-Energy Dense Potato-and Bean-Based Diets Reduce Body Weight and Insulin Resistance: A Randomized, Feeding, Equivalence Trial», *Journal of Medicinal Food*, 25, n.º 12 (2022), pp. 1155-1163.

Rebholz, C. M., *et al.*, «Serum levels of 1, 5-anhydroglucitol and risk of incident end-stage renal disease», *American Journal of Epidemiology*, 186, n.º 8 (2017), pp. 952-960.

Reynolds, A. N., A. P. Akerman y J. Mann, «Dietary fibre and whole grains in diabetes management: Systematic review and meta-analyses», *PLoS Med*, 17, n.º 3 (6 de marzo de 2020), 1003053, <https://doi.org/10.1371/journal.pmed.1003053>.

Rinninella F., *et al.*, «What is the Healthy Gut Microbiota Composition? A Changing Ecosystem across Age, Environment, Diet, and Diseases», *Microorganisms*, 7, n.º 1

(10 de enero de 2019), p. 14, <https://doi.org/10.3390/microorganisms7010014>.

Roberts, C. K., A. L. Hevener y R. J. Barnard, «Metabolic syndrome and insulin resistance: underlying causes and modification by exercise training», *Comprehensive Physiology*, 3, n.° 1 (2013), p. 1.

Romero-Corral, A., *et al.*, «Normal weight obesity: a risk factor for cardiometabolic dysregulation and cardiovascular mortality», *European Heart Journal*, 31, n.° 6 (2010), pp. 737-746.

Saanijoki, T., *et al.*, «Affective responses to repeated sessions of high-intensity interval training», *Medicine & Science in Sports & Exercise*, 47, n.° 12 (2015), pp. 2604-2611.

Sabag, A., *et al.*, «Exercise and ectopic fat in type 2 diabetes: a systematic review and meta-analysis», *Diabetes & Metabolism*, 43, n.° 3 (2017), pp. 195-210.

Sachs, S., *et al.*, «Intermuscular adipose tissue directly modulates skeletal muscle insulin sensitivity in humans», *American Journal of Physiology-Endocrinology and Metabolism*, 316, n.° 5 (2019), pp. E866-E879.

Sainsbury, E., *et al.*, «Effect of dietary carbohydrate restriction on glycemic control in adults with diabetes: a systematic review and meta-analysis», *Diabetes Research and Clinical Practice*, 139 (2018), pp. 239-252.

Salas-Salvadó, J., *et al.*, «Prevention of diabetes with Mediterranean diets: a subgroup analysis of a randomized trial», *Ann Intern Med,* 160, n.° 1 (7 de enero de 2014), pp. 1-10, <https://doi.org/10.7326/M13-1725>.

Samaha, A. N., «Sugar now or cocaine later?», *Neuropsychopharmacology*, 46, n.° 2 (2020), pp. 271-272.

Saponaro, C., *et al.*, «The subtle balance between lipolysis and lipogenesis: a critical point in metabolic homeostasis», *Nutrients*, 7, n.° 11 (2015), pp. 9453-9474.

Sartorius, T., *et al.*, «Postprandial Effects of a Proprietary Milk Protein Hydrolysate Containing Bioactive Peptides in Prediabetic Subjects», *Nutrients*, 11, n.° 7 (23 de julio de 2019), p. 1700.

Satija, A., *et al.*, «Plant-based dietary patterns and incidence of type 2 diabetes in US men and women: results from three prospective cohort studies», *PloS Medicine*, 13, n.° 6 (2016), 1002039.

Savikj, M., y J. R. Zierath, «Train like an athlete: applying exercise interventions to manage type 2 diabetes», *Diabetologia*, 63 (2020), pp. 1491-1499.

Sawada, T., *et al.*, «Effects of 6-month eicosapentaenoic acid treatment on postprandial hyperglycemia, hyperlipidemia, insulin secretion ability, and concomitant endothelial dysfunction among newly-diagnosed impaired glucose metabolism patients with coronary artery disease. An open label, single blinded, prospective randomized controlled trial», *Cardiovascular Diabetology*, 15, n.° 1 (2016), pp. 1-14.

Sbraccia, P., M. D'Adamo y V. Guglielmi, «Is type 2 diabetes an adiposity-based metabolic disease? From the origin of insulin resistance to the concept of dysfunctional adipose tissue», *Eating and Weight Disorders-Studies on Anorexia, Bulimia and Obesity*, 26, n.° 8 (diciembre de 2021), pp. 2429-2441.

Scheen, A. J., *et al.*, «Relationships between sleep quality and glucose regulation in normal humans», *American Journal of Physiology-Endocrinology And Metabolism*, 271, n.º 2 (1996), pp. E261-E270.

Schmid, S. M., M. Hallschmid y B. Schultes, «The metabolic burden of sleep loss», *The Lancet Diabetes & Endocrinology*, 3, n.º 1 (2015), pp. 52-62.

Schnurr, T. M., *et al.*, «Obesity, unfavourable lifestyle and genetic risk of type 2 diabetes: a case-cohort study», *Diabetologia*, 63 (2020), pp. 1324-1332.

Schultes, B., *et al.*, «Glycemic increase induced by intravenous glucose infusion fails to affect hunger, appetite, or satiety following breakfast in healthy men», *Appetite*, 105 (2016), pp. 562-566.

Schulz, L. O., *et al.*, «Effects of traditional and western environments on prevalence of type 2 diabetes in Pima Indians in Mexico and the US», *Diabetes Care*, 29, n.º 8 (2006), pp. 1866-1871.

Schwartz, R. A., «Acanthosis nigricans», *Journal of the American Academy of Dermatology*, 31, n.º 1 (1994), pp. 1-19.

Sellers, A. J., *et al.*, «The effect of cold exposure with shivering on glucose tolerance in healthy men», *Journal of Applied Physiology*, 130, n.º 1 (2021), pp. 193-205.

Shafrir, E., e I. Raz, «Diabetes: mellitus or lipidus?», *Diabetologia*, 46 (2003), pp. 433-440.

Shah, V. N., *et al.*, «Continuous glucose monitoring profiles in healthy nondiabetic participants: a multicenter prospective study», *The Journal of Clinical Endocrinology & Metabolism*, 104, n.º 10 (2019), pp. 4356-4364.

Sharma, V. K., y T. G. Singh, «Chronic stress and diabetes mellitus: interwoven pathologies», *Current Diabetes Reviews*, 16, n.º 6 (2020), pp. 546-556.

Shukla, A. P., *et al.*, «The impact of food order on postprandial glycaemic excursions in prediabetes», *Diabetes, Obesity and Metabolism*, 21, n.º 2 (2019), pp. 377-381.

Silva, F. M., *et al.*, «A high-glycemic index, low-fiber breakfast affects the postprandial plasma glucose, insulin, and ghrelin responses of patients with type 2 diabetes in a randomized clinical trial», *The Journal of Nutrition*, 145, n.º 4 (2015), pp. 736-741.

Sizoo, D., *et al.*, «The association of low muscle mass with prevalence and incidence of type 2 diabetes in different BMI classes», *Diabetes Research and Clinical Practice*, 195 (2023), 110197.

Smart, C. E., *et al.*, «Both dietary protein and fat increase postprandial glucose excursions in children with type 1 diabetes, and the effect is additive», *Diabetes Care*, 36, n.º 12 (2013), pp. 3897-3902.

Smedegaard, S., *et al.*, «Whey Protein Premeal Lowers Postprandial Glucose Concentrations in Adults Compared with Water-The Effect of Timing, Dose, and Metabolic Status: a Systematic Review and Meta-analysis», *The American Journal of Clinical Nutrition*, 118, n.º 2 (2023), pp. 391-405.

Smith, K., *et al.*, «Thrice daily consumption of a novel, premeal shot containing a low dose of whey protein increases time in euglycemia during 7 days of free-living in individuals with type 2 diabetes», *BMJ Open Diabetes Research and Care*, 10, n.º 3 (mayo de 2022), 002820, <https://doi.org/10.1136/bmjdrc-2022-002820>.

Spiegel, K., R. Leproult y E. van Cauter, «Impact of sleep debt on metabolic and endocrine function», *The Lancet*, 354, n.º 9188 (1999), pp. 1435-1439.

Stanhope, J. M., e I. A. Prior, «The Tokelau island migrant study: prevalence and incidence of diabetes mellitus», *The New Zealand Medical Journal*, 92, n.º 673 (1980), pp. 417-421.

Steenberg, D. E., *et al.*, «A single bout of one-legged exercise to local exhaustion decreases insulin action in nonexercised muscle leading to decreased whole-body insulin action», *Diabetes*, 69, n.º 4 (2020), pp. 578-590.

Steinmetz-Wood, S., M. Gilbert y K. Menson, «A Case of Diabetic Ketoacidosis in a Patient on an SGLT2 Inhibitor and a Ketogenic Diet: A Critical Trio Not to Be Missed», *Case Rep Endocrinol*, 2020 (13 de agosto de 2020), 8832833, <https://doi.org/10.1155/2020/8832833>.

Stevenson, E. J., y D. M. Allerton, «The role of whey protein in postprandial glycaemic control», *Proceedings of the Nutrition Society*, 77, n.º 1 (2018), pp. 42-51.

Stocks, B., y J. R. Zierath, «Post-translational Modifications: The Signals at the Intersection of Exercise, Glucose Uptake, and Insulin Sensitivity», *Endocrine Reviews*, 43, n.º 4 (2022), pp. 654-677.

Strain, T., *et al.*, «Quantifying the Relationship Between Physical Activity Energy Expenditure and Incident Type 2 Diabetes: A Prospective Cohort Study of Device-Measured Activity in 90,096 Adults», *Diabetes Care*, 46, n.º 6 (1 de junio de 2023), pp. 1145-1155.

Summers, L. K. M., *et al.*, «Substituting dietary saturated fat with polyunsaturated fat changes abdominal fat distribution and improves insulin sensitivity», *Diabetologia*, 45 (2002), pp. 369-377.

Sun, B., *et al.*, «Prognostic impact of visit-to-visit glycemic variability on the risks of major adverse cardiovascular outcomes and hypoglycemia in patients with different glycemic control and type 2 diabetes», *Endocrine* 64 (2019), pp. 536-543.

Sun, J., *et al.*, «The effect of dietary carbohydrate and calorie restriction on weight and metabolic health in overweight/obese individuals: a multi-center randomized controlled trial», *BMC Medicine*, 21, n.º 1 (2023), pp. 1-12.

Sun, S. Z., y M. W. Empie, «Fructose metabolism in humans-what isotopic tracer studies tell us», *Nutr Metab*, 9, n.º 1, p. 89, <https://doi.org/10.1186/1743-7075-9-89>.

Surwit, R. S., *et al.*, «Metabolic and behavioral effects of a high-sucrose diet during weight loss», *The American Journal of Clinical Nutrition*, 65, n.º 4 (1997), pp. 908-915.

Swan, G. E., *et al.*, «A definition of free sugars for the UK», *Public Health Nutrition*, 21, n.º 9 (2018), pp. 1636-1638.

Takahashi, M., *et al.*, «Effects of meal timing on postprandial glucose metabolism and blood metabolites in healthy adults», *Nutrients*, 10, n.º 11 (2018) p. 1763.

Tanaka, T., *et al.*, «Ingestion of vegetable salads before rice inhibits the increase in postprandial serum glucose levels in healthy subjects», *Bioscience, Biotechnology, and Biochemistry*, 87, n.º 10 (21 de septiembre de 2023), pp. 1212-1218.

Tappy, L., *et al.*, «Comparison of thermogenic effect of fructose and glucose in normal humans», *American Journal of Physiology-Endocrinology And Metabolism*, 250, n.º 6 (1986), pp. E718-E724.

Taylor, J. D., *et al.*, «Effects of moderate-versus high-intensity exercise training on physical fitness and physical function in people with type 2 diabetes: a randomized clinical trial», *Physical Therapy*, 94, n.º 12 (2014), pp. 1720-1730.

Taylor, R., «Calorie restriction for long-term remission of type 2 diabetes», *Clinical Medicine*, 19, n.º 1 (2019), p. 37.

Te Morenga, L., S. Mallard y J. Mann, «Dietary sugars and body weight: Systematic review and meta-analyses of randomised controlled trials and cohort studies», *BMJ*, 346 (2013), e7492, <http://dx.doi.org/10.1136/bmj.e7492>.

Thanarajah, S. E., *et al.*, «Habitual daily intake of a sweet and fatty snack modulates reward processing in humans», *Cell Metabolism*, 35, n.º 4 (2023), pp. 571-584.

Tonstad, S., *et al.*, «Vegetarian diets and incidence of diabetes in the Adventist Health Study-2», *Nutrition, Metabolism and Cardiovascular Diseases*, 23, n.º 4 (2013), pp. 292-299.

Tricò, D., *et al.*, «Manipulating the sequence of food ingestion improves glycemic control in type 2 diabetic patients under free-living conditions», *Nutrition & Diabetes*, 6, n.º 8 (2016), p. e226.

Tsereteli, N., *et al.*, «Impact of insufficient sleep on dysregulated blood glucose control under standardised meal conditions», *Diabetologia*, 65, n.º 2 (2022), pp. 356-365.

Tuomilehto, J., *et al.*, «Prevention of type 2 diabetes mellitus by changes in lifestyle among subjects with impaired glucose tolerance», *New England Journal of Medicine*, 344, n.º 18 (2001), pp. 1343-1350. <https://doi.org/10.1056/NEJM200105033441801>.

Türk, Y., *et al.*, «High intensity training in obesity: a Meta-analysis», *Obesity Science & Practice*, 3, n.º 3 (2017), pp. 258-271.

Umpierre, D., *et al.*, «Physical activity advice only or structured exercise training and association with HbA1c levels in type 2 diabetes: a systematic review and meta-analysis», *JAMA*, 305, n.° 17 (2011), pp. 1790-1799.

Urquidez-Romero, R., J. Esparza-Romero y M. E. Valencia, «Interacción entre genética y estilo de vida en el desarrollo de la diabetes mellitus tipo 2: el estudio en los indios pima/Genetic-life style interactions in type 2 diabetes mellitus development: the pima indians study», *Biotecnia*, 17, n.° 1 (2015), pp. 40-46.

Vadiveloo, M. K., y C. D. Gardner, «Not All Ultra-Processed Foods Are Created Equal: A Case for Advancing Research and Policy That Balances Health and Nutrition Security», *Diabetes Care*, 46, n.° 7 (1 de julio de 2023), pp. 1327-1329, <https://doi.org/10.2337/dci23-0018>.

Vague, J., «The degree of masculine differentiation of obesities: a factor determining predisposition to diabetes, atherosclerosis, gout, and uric calculous disease», *The American Journal of Clinical Nutrition*, 4, n.° 1 (1956), pp. 20-34.

Van Vliet, S., *et al.*, «Obesity is associated with increased basal and postprandial ⊠-cell insulin secretion even in the absence of insulin resistance», *Diabetes*, 69, n.° 10 (2020), pp. 2112-2119.

Vargas, E., *et al.*, «Insulin detection in diabetes mellitus: challenges and new prospects», *Nature Reviews Endocrinology*, 19 (2023), pp. 487-495.

Vargas, S., *et al.*, «Efficacy of ketogenic diet on body composition during resistance training in trained men: a randomized controlled trial», *J Int Soc Sports Nutr*, 15, n.° 1

(9 de julio de 2018), p. 31, <https://doi.org/10.1186/s12970-018-0236-9>.

Vega-López, S., B. J. Venn y J. L. Slavin, «Relevance of the glycemic index and glycemic load for body weight, diabetes, and cardiovascular disease», *Nutrients*, 10, n.º 10 (2018), p. 1361.

Vlahchev, T., y Z. Zhivkov, «Hunza-a healthy and a long living people», *Asklepii: Bolgaro-sovetskii Ezhegodnik Istorii i Teorii Meditsiny*, 15 (2002), pp. 96-97.

Wasserman, D. H., «Four grams of glucose», *American Journal of Physiology-Endocrinology and Metabolism*, 296, n.º 1 (2009), pp. E11-E21.

Watson, K. T., *et al.*, «Association of insulin resistance with depression severity and remission status: defining a metabolic endophenotype of depression», *JAMA Psychiatry*, 78, n.º 4 (2021), pp. 439-441.

Wilding, J. P., *et al.*, «Once-weekly semaglutide in adults with overweight or obesity», *New England Journal of Medicine*, 384, n.º 11 (18 de marzo de 2021), pp. 989-1002.

Wilkerson, H. L., F. K. Butler y J. O. Francis, «The effect of prior carbohydrate intake on the oral glucose tolerance test», *Diabetes*, 9, n.º 5 (1960), pp. 386-391.

Wolever, T. M., *et al.*, «Day-to-day variation in glycemic response elicited by white bread is not related to variation in satiety in humans», *Appetite*, 52, n.º 3 (2009), pp. 654-658.

Wolpert, H. A., *et al.*, «Dietary fat acutely increases glucose concentrations and insulin requirements in patients with type 1 diabetes: implications for carbohydrate-based bolus dose calculation and intensive diabetes management», *Diabetes Care*, 36, n.º 4 (2013), pp. 810-816.

Wondmkun, Y. T., «Obesity, insulin resistance, and type 2 diabetes: associations and therapeutic implications», *Diabetes, Metabolic Syndrome and Obesity: Targets and Therapy*, 13 (2020), pp. 3611-3616.

Wu, J. H., *et al.*, «Omega-6 fatty acid biomarkers and incident type 2 diabetes: pooled analysis of individual-level data for 39 740 adults from 20 prospective cohort studies», *The Lancet Diabetes & Endocrinology*, 5, n.° 12 (2017), pp. 965-974.

Wyatt, P., *et al.*, «Postprandial glycaemic dips predict appetite and energy intake in healthy individuals», *Nature Metabolism*, 3, n.° 4 (2021), pp. 523-529.

Yagi, M., *et al.*, «Effect of the postprandial blood glucose on lemon juice and rice intake», *Glycative Stress Research*, 7, n.° 2 (2020), pp. 174-180.

Yanagisawa, Y., «How dietary amino acids and high protein diets influence insulin secretion», *Physiological Reports*, 11, n.° 2 (2023), 15577.

Yang, X., *et al.*, «Meat and fish intake and type 2 diabetes: Dose-response meta-analysis of prospective cohort studies», *Diabetes & Metabolism*, 46, n.° 5 (2020), pp. 345-352.

Yuan, X., *et al.*, «Effect of the ketogenic diet on glycemic control, insulin resistance, and lipid metabolism in patients with T2DM: a systematic review and meta-analysis», *Nutr Diabetes*, 10, n.° 1 (30 de noviembre de 2020), p. 38, <https://doi.org/10.1038/s41387-020-00142-z>.

Zaki, S., S. Sharma y H. Vats, «Effectiveness of concurrent exercise training in people with type 2 diabetes: A systematic review and meta-analysis», *Physiotherapy Theory and Practice* (23 de junio de 2023), pp. 1-22.

Zavaroni, I., *et al.*, «Can weight gain in healthy, nonobese volunteers be predicted by differences in baseline plasma insulin concentration?», *The Journal of Clinical Endocrinology & Metabolism*, 83, n.º 10 (1998), pp. 3498-3500.

Zeevi, D., *et al.*, «Personalized nutrition by prediction of glycemic responses», *Cell*, 163, n.º 5 (2015), pp. 1079-1094.

Zhou, C., *et al.*, «Ketogenic Diet Benefits to Weight Loss, Glycemic Control, and Lipid Profiles in Overweight Patients with Type 2 Diabetes Mellitus: A Meta-Analysis of Randomized Controlled Trails», *Int J Environ Res Public Health*, 19, n.º 16 (22 de agosto de 2022), 10429, <https://doi.org/10.3390/ijerph191610429>.

Zhou, Z., *et al.*, «Glycemic variability: adverse clinical outcomes and how to improve it?», *Cardiovascular Diabetology*, 19 (2020), pp. 1-14.